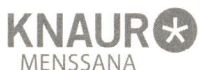

*Im Knaur Taschenbuch Verlag ist bereits*
*folgendes Buch des Autors erschienen:*
Gesunder Darm, gesundes Leben

*Über den Autor:*
Joachim Bernd Vollmer war Naturwissenschaftler und Heilpraktiker
mit über 30-jähriger Erfahrung. Bis zu einem schweren Unfall behan-
delte er in eigener Praxis erfolgreich Patienten, die als unheilbar oder
»therapieresistent« bezeichnet wurden. Bekannt geworden ist er auch
durch die von ihm weiterentwickelte Neurodermitis-Therapie (Schwed-
ler / Vollmer-Methode). Später lebte er mit seiner Familie an den Kana-
rischen Inseln, wo er ein weiterhin sehr gefragter, naturheilkundlich
orientierter Spaezielist war. Seine fundierten Kenntnisse über die
menschliche Gesundheit gab er in Fachartikeln, Vorträgen, Ausbildun-
gen und Büchern weiter. Joachim Bernd Vollmer ist im Juli 2014 gestorben.

Joachim Bernd Vollmer

# Die heilsame Leber-
# und Gallenreinigung

Basis Ihrer Gesundheit

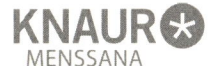

Die in diesem Buch vorgestellten Empfehlungen und Informationen sind nach bestem Wissen und Gewissen geprüft. Dennoch übernehmen der Autor und der Verlag keinerlei Haftung für Schäden irgendwelcher Art, die sich direkt oder indirekt aus der Anwendung der hier beschriebenen Maßnahmen ergeben. Nehmen Sie im Zweifelsfall bzw. bei ernsthaften Beschwerden bitte immer ärztliche oder naturheilkundliche Hilfe in Anspruch.

**Besuchen Sie uns im Internet:**
**www.knaur.de**
Alle Titel aus dem Bereich MensSana finden Sie
im Internet unter: www.mens-sana.de

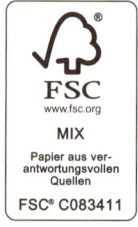

Originalausgabe Januar 2012
© 2012 Knaur Taschenbuch
Ein Unternehmen der Droemerschen Verlagsanstalt
Th. Knaur Nachf. GmbH & Co. KG, München
Alle Rechte vorbehalten. Das Werk darf – auch teilweise –
nur mit Genehmigung des Verlags wiedergegeben werden.
Redaktion: Ralf Lay
Abbildung: Gisela Rüger
Umschlaggestaltung: ZERO Werbeagentur, München
Umschlagabbildung: FinePic®, München
Satz: Adobe InDesign im Verlag
Druck und Bindung: CPI books GmbH, Leck
ISBN 978-3-426-87585-8

# Einleitung

»Die Leber wächst mit ihren Aufgaben«: Was der Arzt und Kabarettist Dr. Eckart von Hirschhausen mit diesem Bonmot persiflieren will, ist heutzutage bitterer Ernst. Etwa die Hälfte aller Bundesbürger – und diese Schätzung ist nach Meinung einiger noch sehr tief angesetzt – leidet am Symptom der sogenannten Fettleber. Alltagsgifte, Alkohol, Medikamente, zu fettreiches und einseitiges Essen sind einige der Gründe, warum es dazu gekommen ist.

Die Leber ist tagtäglich an den verschiedensten Fronten im Einsatz und erledigt ihre Aufgaben zu unserer vollen Zufriedenheit. Manchmal ist sie dabei in einen regelrechten Abwehrkampf verwickelt, von dem wir aber kaum etwas mitbekommen. Lediglich seine Begleiterscheinungen lassen uns zuweilen spüren, dass irgendetwas mit unserem Körper nicht stimmt: Vielleicht überkommt uns öfter und länger als sonst eine gewisse Müdigkeit, vielleicht lässt gleichzeitig auch unsere Belastungsfähigkeit nach, was wir uns aber selten eingestehen wollen. Rundum, wir sind nicht mehr die Alten, so wie wir es noch vor ein paar Monaten gewohnt waren – und wenn wir uns recht besinnen, war in der letzten Zeit »des Guten« doch alles auch ein wenig zu viel …

Die Leber mag das Wort »wenig«: wenig Ärger, wenig Stress, wenig Essen, wenig Alkohol, wenig Alltagsgifte. Aber wenn die Leber unter den Wörtern »zu viel« zu leiden hat, dann leidet sie zunächst still vor sich hin, sie signalisiert nicht wie die anderen Organe durch frühzeitigen Schmerz, dass etwas nicht stimmt, sondern lässt lieber Symptome wie die schon angesprochene Müdigkeit für sich sprechen, aber auch Kopfschmerzen, viele

Hautprobleme, Allergien, Asthma, den rheumatischen Formenkreis, Blutkreislaufprobleme – und man glaubt kaum, was sich sonst noch für Krankheiten als Ergebnis einer überlasteten oder vorgeschädigten Leber zeigen. Den wenigsten allerdings ist dieser Zusammenhang bewusst, oder man verdrängt ihn auch einfach.

Die Darstellung ebendieses Zusammenhangs ist ein wesentlicher Inhalt der folgenden Seiten, auf denen es in erster Linie um das Organ Leber, seine Aufgaben, seine Belastungen und Probleme durch vermeidbare Gifte und vor allem auch um spezielle Reinigungs- und Entgiftungsmöglichkeiten geht, die man einfach durchführen kann, auch in Eigenregie und innerhalb der heimischen vier Wände.

Der Kern dieses Buches, eine einmalige, auf Grundsätzen der Naturheilkunde basierende Leberreinigung, beruht auf verschiedenen, sehr leicht zu handhabenden naturheilkundlichen Mitteln, die aufgrund ihrer vielfältigen Einsatzmöglichkeiten auch bei vielen anderen Zivilisationserkrankungen wirksam sind und dadurch ein fast unerschöpfliches Reservoir an Hilfe bieten – manchmal »nur« als unterstützende Begleit-, zumeist aber durchaus als Haupttherapie sowohl mit als auch ohne therapeutische Begleitung.

Sinn dieses Buches ist es, Ihnen aufzuzeigen, dass Sie Ihr alltägliches Wohlergehen großenteils einem Organ zu verdanken haben, das 24 Stunden am Tag sein Bestes gibt, damit Sie Ihren gewohnten Lebensstil aufrechterhalten können. Wir neigen dazu, unseren Organen nicht die nötige Aufmerksamkeit zu schenken, wir erwarten einfach, dass sie funktionieren, und machen uns keine großartigen Gedanken darüber, bis ... na ja, bis wir mit einem Mal ein mehr oder weniger ernsthaftes gesundheitliches Problem haben und nicht selten vor einem gewaltigen Scherbenhaufen stehen. Dann erst erkennen wir die eigentliche Bedeutung der Gesundheit, die uns nun so richtig zu Bewusstsein kommt – in dem Moment, da wir im Begriff sind, sie zu verlieren.

Wie würden *Sie* denn »Gesundheit« definieren? Legen Sie an dieser Stelle doch bitte mal für ein paar Minuten das Buch zur Seite und machen Sie sich einmal Gedanken darüber, was Gesundheit für Sie selbst bedeutet. Vielleicht gehen Ihre Überlegungen ja mit den folgenden konform: Gesundheit als »idealer Zustand des Schweigens der Organe«. Vielleicht aber auch als »… ein Zustand vollkommenen körperlichen, psychischen und sozialen Wohlbefindens, der mehr ist als bloße Abwesenheit von Krankheit«. Oder wie es von einigen Organisationen und klugen Köpfen formuliert wird:

– Gesundheit ist »… ein Zustand des vollständigen körperlichen, geistigen und sozialen Wohlergehens«. (Weltgesundheitsorganisation [WHO])
– »Gesundheit wird als mehrdimensionales Phänomen verstanden und reicht über den ›Zustand der Abwesenheit von Krankheit‹ hinaus.« (Bundesministerium für Bildung, Wissenschaft, Forschung und Technologie)
– »Gesundheit bedeutet eine zufriedenstellende Entfaltung von Selbstständigkeit und Wohlbefinden in den Aktivitäten des Lebens.« (Reinhard Lay)
– Gesundheit ist ein »… Zustand des objektiven und subjektiven Befindens einer Person, der gegeben ist, wenn diese Person sich in den physischen, psychischen und sozialen Bereichen ihrer Entwicklung im Einklang mit den eigenen Möglichkeiten und Zielvorstellungen und den jeweils gegebenen äußeren Lebensbedingungen befindet«. (Klaus Hurrelmann)

Was aber ist in den Augen der Naturwissenschaft und der Naturheilkunde Gesundheit? Hier sind sich beide endlich einmal einig und bezeichnen Gesundheit nicht als feststehenden Zustand, sondern sie ist ständig abhängig vom Zusammenspiel verschiedener innerer und äußerer Faktoren. Der aus der Physik stammende Begriff »Fließgleichgewicht« bezeichnet plastisch, wie Um- und Innenwelt eines Systems in ständigem Austausch stehen, um eine vorbestimmte Balance einhalten zu können.

Und genau das versucht auch unser Organismus ständig zu gewährleisten. Alle wichtigen Körperfunktionen wie die Atmung, die Hormonregulation oder die Verarbeitung der Nahrung sind zum Beispiel solche fließenden Systeme, auch »Regelkreise« genannt, die sinnvoll und ohne unser willentliches Zutun arbeiten und sich auf die verschiedensten Zustände des Körpers einstellen. Bestimmte Symptome wie etwa Fieber, das viele fälschlicherweise als Erkrankung bekämpfen, ist beispielsweise ein Zeichen für solch einen funktionierenden Regelkreis.

Körperliche Gesundheit bedeutet also das reibungslose Funktionieren von Regelkreisen oder deren Fähigkeit, Heilungsprozesse in Gang zu setzen. Doch ist das alles?

## Was uns krank macht

Nach möglichen Ursachen für die Entstehung von Krankheiten befragt, fällt uns sofort so allerlei ein. Angefangen bei der Umweltverschmutzung, Elektrosmog, Erkrankungen durch Viren und Bakterien, Unfällen, Suchtgiften, Erbkrankheiten usw., können wir allerlei Gefahren nennen, die unsere Gesundheit bedrohen. Einen entscheidenden Punkt lassen wir aber meist unberücksichtigt – unser Innenleben. Doch gerade durch die Wechselbeziehung von Körper, Geist und Seele kann eine Vielzahl sogenannter psychosomatischer Erkrankungen entstehen.

Am Beispiel »Stress« lässt sich dieser Zusammenhang anschaulich verdeutlichen. Der Mensch, der seit Jahrmillionen auf lebenserhaltende Reaktionen wie *Angriff oder Flucht* programmiert ist, kann diese Impulse in unserer hochtechnisierten Gesellschaft kaum noch direkt ausleben. Weder kann er seinem Boss an die Gurgel springen, wenn dieser ihn ungerecht behandelt hat, noch darf er die Flucht ergreifen, wenn ihm eine Aufgabe zu schwierig erscheint. Stressreaktionen, die nicht natürlich »durchlebt« werden, wirken noch lange im Organismus nach. Der Blutdruck ist erhöht, die Verdauungsorgane sind schlecht durchblutet und die Muskeln angespannt. Erst nach geraumer Zeit findet der Körper in sein physiologisches Gleichgewicht zurück.

Wiederholen sich derartige Situationen häufig, können die betroffenen Organsysteme auf Dauer gestört bleiben und psychosomatische Erkrankungen hervorrufen, was bedeutet, die Ursache der Erkrankung ist nicht auf körperlicher, sondern psychischer Ebene zu suchen. Umgekehrt funktioniert das Ganze natürlich ebenso. Kaum ein Mensch, der unter lang anhaltenden Schmerzen leidet, wird sich nicht auch in seinem Wesen verändern. Das alles zeigt uns, dass Gesundheit von seelischem Gleichgewicht und innerer Harmonie abhängig ist. Eine umfassende Therapie sollte demzufolge immer Körper *und* Seele berücksichtigen, also ganzheitlich sein.

Wenn wir ehrlich sind, müssen wir zugeben, dass die meisten Erkrankungen gar nicht so »zufällig« über uns hereinbrechen, wie es vielleicht den Anschein hat. Eigentlich ist uns durchaus klar, dass – besonders auch in Hinblick auf die Leber – ungesunde Ernährung, wenig Bewegung, Zigaretten, Alkohol, Ärger und Stress nicht spurlos an uns vorübergehen können. Aber auch permanente Ängste, Wut, Neid oder Hass hinterlassen ein schlechtes Gefühl und sind durch die wiederholte Schwächung des Immunsystems oftmals Wegbereiter für körperliche Erkrankungen. Wir alle wissen, dass uns etwas »an die Nieren gehen« oder uns

»das Kreuz brechen kann« und dass uns eine Grippe besonders leicht erwischt, wenn uns gerade mal wieder eine »Laus über die Leber gelaufen ist«, wir ein seelisches »Tief« haben. Und irgendwo tief in uns drinnen spüren wir ganz genau, dass wir etwas dagegen unternehmen könnten.

## Aktiv werden für die eigene Gesundheit

Doch was hält uns eigentlich davon ab, einen Versuch zu starten: mit einer besseren Ernährung, Bewegung an der frischen Luft oder dem Überwinden von Süchten? Könnten wir bei Stress anstatt der beruhigenden, aber die Leber belastenden Pille nicht vielleicht autogenes Training, Yoga oder einen Spaziergang machen? Muss ein schlechter Kreislauf unbedingt mit chemischen Mitteln oder Kaffee aufgeputscht werden, statt ihn durch Wechselduschen, Trockenbürsten und anregende Kräutertees auf natürlichere Weise in Schwung kommen zu lassen? Auch bei einer Erkältung braucht man meist nicht mit Kanonen, sprich Antibiotika, auf Spatzen zu schießen, sondern sie lässt sich durchaus mit bewährten Hausmitteln kurieren.
Und was ist mit den ererbten Schwachstellen, auf die wir uns so gern berufen? Auch sie sind nicht völlig unabwendbar und bei entsprechender Lebensführung beeinflussbar. Einer Neigung zu Gallenblasenerkrankungen ließe sich zum Beispiel entgegenwirken, indem man fettes Essen tunlichst meidet, etwaiges Übergewicht abbaut, die Leber durch pflanzliche Wirkstoffe unterstützt und, was vielleicht genauso wichtig ist, durch Entspannungsübungen verhindert, dass jeder Ärger »auf die Galle schlägt«.
Doch auch nicht alle Umweltgifte müssen widerstandslos hingenommen werden. Es ist durchaus möglich, sich vor Wohngiften, einem Zuviel an elektromagnetischen Einflüssen und einer gro-

ßen Menge anderer Belastungen zu schützen, wenn wir uns nur ein wenig mehr dafür interessieren und aktiv etwas dagegen tun. Gerade die Naturheilkunde hält eine Fülle von Mitteln bereit, die wir mit dem entsprechenden Wissen gefahrlos anwenden können. Heilpflanzen, Wasser-, Wärme- oder Kältereize, vollwertige Ernährung oder auch Fasten sind neben vielen anderen bewährte Maßnahmen, den Organismus umzustimmen und die Selbstheilungskräfte in Gang zu setzen. Dieses Buch möchte Hilfe zur Selbsthilfe sein und Ihnen Heilmittel aus dem Bereich der Naturheilkunde vorstellen, die Sie bei Beschwerden gefahrlos anwenden oder bereits vorbeugend einsetzen können. Ich möchte Sie außerdem mit ganzheitlichen Therapieformen bekannt machen, die zwar immer noch zu den sogenannten Außenseitermethoden gehören, in der Praxis aber seit langem erfolgreich angewandt werden und dank ihrer Wirksamkeit auch in konservativen Kreisen immer mehr Anerkennung finden. Und ich helfe Ihnen selbstverständlich weiter, wenn es notwendig ist, die Grenzen aufzuzeigen, in denen es unbedingt anzuraten ist, sich an einen Arzt oder Therapeuten zu wenden, damit Sie sich nicht selbst gefährden.

## Woran krankt die Medizin?

Niemand will und kann im Ernstfall auf chirurgische Eingriffe oder lebensrettende Maßnahmen der Notfall- und Intensivmedizin verzichten. Doch kann sie trotz aller technischer und diagnostischer Möglichkeiten die Zunahme chronisch-degenerativer Erkrankungen nicht aufhalten, sondern die entstandenen Beschwerden allenfalls lindern. Ganzheitlich arbeitende Therapeuten führen das darauf zurück, dass hier die tieferliegenden Krankheitsursachen nicht immer erkannt werden konnten und die wohlgemeinte äußerliche Behandlung der Symptome schließlich zu einem chronischen Krankheitsbild führen muss.

Wie ist das möglich? Zum einen durch die zunehmende Spezialisierung der Medizin, die immer mehr vernachlässigt, dass der Mensch ein zusammenhängendes Ganzes ist und nicht aus unbegrenzt austauschbaren Einzelteilen besteht. Zum anderen, weil sie wichtige Erkenntnisse zum Beispiel der Traditionellen Chinesischen Medizin (TCM) über energetische Zusammenhänge aller Organe und Gewebe nur bedingt diagnostisch und therapeutisch mit einbezieht. Methoden wie die Elektroakupunktur, Pulstestung oder Kinesiologie, mit denen es möglich wäre, etwas über den energetischen Zustand oder mögliche Blockierungen des Organismus auszusagen, werden von der konventionellen Medizin in der Regel nicht angewandt, da sie wissenschaftlich nicht völlig bewiesen sind. Doch gerade hier liegen Möglichkeiten, grundlegende Störungen herauszufinden, was verhindern würde, dass an Symptomen herumgedoktert wird, statt Krankheitsursachen wirkungsvoll zu therapieren.

Darüber hinaus fehlt immer mehr Patienten menschliche Anteilnahme, das Zuhören und Trost. Faktoren, die für den Heilerfolg mindestens ebenso wichtig sind wie die physiologische Behandlung selbst, für die aber in Kassenpraxen und Krankenhäusern kaum noch Zeit bleibt.

## Die chinesische Medizin und Leberprobleme

In der Traditionellen Chinesischen Medizin (TCM) wird der Körper als Einheit betrachtet, deren Bestandteile untereinander energetische Vernetzungen (Meridiane) aufzeigen, ähnlich einem unsichtbaren Verkehrssystem. Ist zum Beispiel die Leber von einem gesundheitlichen Problem betroffen, werden bestimmte Punkte auf dem Lebermeridian, also der Leber-Energiebahn, mit Akupunktur oder Wärmebehandlungen angeregt. Nach der Akupunkturlehre gibt es zwei Möglichkeiten der Störung des Energiehaushaltes unserer Leberenergie, die unsere Gesundheit bedrohen:

- *Kyo (Mangel):* Der Mangel an Lebermeridian-Energie führt zum Mangel an Entschlusskraft. Obwohl er erschöpft ist, reagiert der Mensch dann trotzdem reizbar. Die Augen wirken schwach und sind im fortgeschrittenen Stadium sogar gelblich eingefärbt: untrügliche Zeichen für die mangelnde Tätigkeit der Leber. Daraus resultieren Vergiftungssymptome aller Art. Gelenke und Muskeln beginnen durch die Ablagerung von Stoffwechselstoffen zu schmerzen.
- *Jitsu (Überschuss):* Müdigkeit ist das Symptom des Leberenergieüberschusses. Auch im asiatischen Raum steht Müdigkeit eng mit der Leber in Verbindung. Vor allem durch allzu gutes und üppiges Essen und Trinken verstärken wir unsere Leberenergie bis zum Überfluss, der dazu führt, dass an anderen Stellen ein Mangel herrscht. Dieser macht sich halt durch Mattigkeit und Trägheit bemerkbar.

Aus Sicht der TCM werden durch die täglichen Gifte die Brust, der Magen und der Darm immer stärker aufgebläht. Durch den zusätzlichen Druck von unten gibt es Platzprobleme in der Lunge und den Bronchien, Herzprobleme und Bluthochdruck stellen sich ein. Im Westen kennen wir diesen Zustand unter dem Begriff »Roemheld-Syndrom«. Der Osten diagnostiziert »Jitsu« des Lebermeridians, was zu einer Verminderung des Leistungspotenzials führt.

# Wege der Naturheilkunde

Die Naturheilkunde hat schon immer Körper und Seele als Einheit in ihrem Behandlungskonzept berücksichtigt. Ihr therapeutischer Ansatz basiert auf der Erkenntnis, dass sich der Organismus nur selbst heilen kann und demzufolge bestmöglich entlastet und unterstützt werden muss. Allen ganzheitlichen Verfahren ist diese Vorgehensweise gemeinsam. Sie beschränken sich nicht darauf, äußerliche Krankheitssymptome zu bekämpfen oder zu unterdrücken, sondern versuchen, die Blockierungen des Organismus zu finden und aufzulösen, um das »Fließgleichgewicht« des ganzen Systems wiederherzustellen. Das braucht oft Zeit und erfordert vor allem auch die Mitarbeit des Patienten. Aber es kann ein doppelt erfolgreicher Weg werden, der zur Heilung und vielleicht auch zum Erkennen der eigenen Möglichkeiten und Schwächen und somit zu einem anderen Selbstverständnis führt. Eine Therapie sollte also immer den ganzen Menschen berücksichtigen, basierend auf dem Wissen traditioneller Heilmethoden wie der chinesischen Medizin, die schon vor 3000 Jahren erkannt hat, dass alle Organe und Gewebe des Körpers über Energiebahnen, die sogenannten Meridiane, miteinander verbunden sind. Jeder der zwölf Hauptmeridiane ist für einen anderen Bereich zuständig und trotzdem mit den restlichen Energieleitlinien verbunden. Störungen im Organismus teilen sich deshalb immer dem gesamten System mit, das stets versucht, Energie zu Heilzwecken zur Verfügung zu stellen.

Nehmen wir zum Beispiel einmal den Verlauf des Magenmeridians, der beidseitig unter den Augen beginnt, über bestimmte Teile des Kiefers und des Brustkorbs über die Magenregion hinunter zu Oberschenkeln, Knien und letztlich in die zweiten Zehen führt. Da die Gesundheit der genannten Körperbereiche vom ungestörten Energiefluss dieses Meridians mit abhängig ist, kann zum Beispiel ein Magenproblem, für das große Mengen dieser Energie zur Regulation benötigt werden und das von dem Betroffenen unter Umständen gar nicht bemerkt wird, bewirken, dass das Knie nicht genügend versorgt wird und somit Beschwerden an dieser Stelle auftauchen. Jegliche Behandlungsversuche des Knies würden hier fehlschlagen, da die eigentliche Ursache, der Magen, nicht erkannt worden wäre. Genauso gut können kranke Zähne, die in diesem Energiebereich liegen, für eine Unterversorgung des Magens verantwortlich sein, der seinerseits Probleme macht. Auch in diesem Fall würden Therapien fehlschlagen, die allein den Magen betreffen, wenn die Ursache im Dentalbereich nicht mitbehandelt wird. Ähnliche Wechselwirkungen kennzeichnen auch den Lebermeridian.

Solcherlei und andere Zusammenhänge wurden aber nicht nur im Fernen Osten erkannt. »Möge deine Leber gesund sein« ist allerdings nicht etwa der gutgemeinte Gruß eines Jecken zum Karnevalsprinzen am Veilchendienstag. Nein, dieser Gruß war im Altertum beim Volk der Hethiter gebräuchlich, deren Lebensraum sich etwa vor drei- bis viertausend Jahren von der heutigen Türkei bis nach Syrien ausdehnte. Es war eine ganz normale Begrüßungsformel, nichts anderes, als ob man heutzutage »Guten Tag!«, »Grüß Gott!« oder einfach nur »Hallo!« sagt. Man gab sich damals also nicht allein mit einem höflichen Willkommensgruß zufrieden, sondern zielte darauf ab, seinen Zeitgenossen volle Lebenskraft und beste Gesundheit zu wünschen.

Mittlerweile können wir dank der Wissenschaft und jahrtausendealter Erfahrungsheilkunde vieles von dem bestätigen, was unsere Vorväter bereits intuitiv, durch Beobachten und logische Schlussfolgerung oder aufgrund ihrer Erfahrungen herausfanden und in die Tat umsetzten. Denn die Leber galt schon seit uralten Zeiten als Sitz der Lebenskraft, bei einigen Völkern bezeichnete man sie sogar als »Wohnsitz der Seele«.

Aber auch heute noch werden – nicht nur in der östlichen Hemisphäre – die Liebe, der Zorn und andere Aspekte der Leber zugeordnet. Die gelbe und die schwarze Galle sind zwei der vier *humores* aus der Viersäftelehre (Humoralpathologie) des Hippokrates von Kos (460–370 v. Chr.), die anderen beiden waren Blut und Schleim. Bis in die Neuzeit hinein beherrschte die Vorstellung dieser Lehre die medizinische Welt. Sogar in unseren Tagen, nach über zweitausend Jahren, ist sie mit gutem Recht *ein* Bestandteil der Denk- und Handlungsweise ganzheitlich orientierter Mediziner und Naturheilkundler. Die relativ neuzeitliche Viertypenlehre nach Ernst Kretschmer leitet sich ebenso davon ab, und die Akupunktur basiert auf ähnlichen Grundprinzipien, wenn auch auf feinstofflich-energetischer Basis. Selbst wenn manches von damals uns heute »altertümlich« vorkommt, gibt es zeitlose Gesetze, die nach wie vor Gültigkeit besitzen und an denen sich auch bis in die fernste Zukunft wohl nichts ändern wird, zum Beispiel: »*Wer heilt, hat recht!*«

Für das Mittelalter und das Altertum war noch eine ganz besonders wichtige Eigenschaft hervorzuheben – wenn nicht die wichtigste überhaupt: Eine gesunde Leber war der beste Schutz gegen Dämonen! Wenn wir jetzt noch das archaisch anmutende Wort »Dämonen« durch das neuzeitliche »Alltagsgifte« ersetzen, sind wir wieder mitten im Thema unserer Leber- und Gallenreinigung …

Neben all den manchmal auch mystischen Fähigkeiten, die man der Leber zuordnet, steht sie auch für Lebenskraft. Dass Lebenskraft untrennbar mit Gesundheit zu tun hat, versteht sich von selbst. Sicher ist, dass niemand von uns darum herumkommt, sich früher oder später mal ein paar Gedanken über seine Gesundheit zu machen.

Was Gesundheit für uns selbst bedeutet, damit haben wir uns eingangs schon beschäftigt. Vor allem für die etwas Älteren gewinnt Gesundheit jedoch mit zunehmender Zeit immer mehr an Bedeutung. Aber auch die Jüngeren müssen sich leider vermehrt mit dieser Frage auseinandersetzen. Werden die Lebensbedingungen für uns also immer schlimmer? Ein deutliches »Ja!« ist die klare Antwort darauf.

Viele der potenziellen Gefährdungen und geeigneten naturheilkundlichen Präventiv- wie auch Therapiemaßnahmen werde ich in diesem Buch anführen. Alles ist jedoch nicht möglich, aber auch nicht nötig; denn wir können uns unmöglich gegen jedwede Bedrohung im Einzelnen wappnen. Manchmal reicht es aber auch schon, nur die Spitze des Eisbergs zu erkennen, um mit einfachen Gegenmaßnahmen wie der Leberreinigung den darunterliegenden Gefahren problemlos ausweichen zu können.

Es geht in diesem Buch also rund um die Leber und alles, was direkt oder indirekt damit zu tun hat. Entgiftungstätigkeit, Umwelt und Ernährung spielen dabei genauso eine Rolle wie Lebensweise, Stressfaktoren, Freizeitgestaltung und vieles mehr. Den Kern des Buches macht jedoch die heilsame Leber- und Gallenreinigung aus (Teil II), sie ist unübertroffen und zukunftsweisend in ihrer Art.

Wir sehen an den genannten Beispielen, dass erst die erfolgreiche Ursachenermittlung eine dauerhafte Heilung möglich machen kann. Mit der heilsamen Leber- und Gallenreinigung setzen Sie dort an, wo viele andere Therapien versagt haben. Viel Erfolg dabei wünscht Ihnen Ihr

*Joachim Bernd Vollmer,*
*im Spätsommer 2011*

# Teil I

## Die Leber, unser körpereigenes Entgiftungslabor

# Impressionen einer Reise

»Die Verdauung beginnt im Mund«, so heißt es. Nun ja, wenn man es ganz genau nimmt, ist es nur ein kleiner Teil, die »Vor«verdauung von Kohlenhydraten durch Eiweiße des Speichels, die im Mund beginnt. Das kann man daran erkennen, dass auch das kernigste Brot bei lang anhaltendem Kauvorgang immer süßer schmeckt. Einbildung? Mitnichten. Während des Kauvorgangs zerhäckselt das im Speichel vorhandene Enzym Ptyalin die Kohlenhydrate des Mehls zu Zucker, wodurch das Brot immer süßer zu schmecken beginnt. Fette und Eiweiße werden unverändert Richtung Schlund weitergeleitet. Die Zunge formt dabei unbewusst einen Bissen, der nach dieser Behandlung besser die Speiseröhre hinuntergleiten kann. So reisefertig gemacht, wird er zum Zungengrund transportiert, den man als »Fluss ohne Wiederkehr« bezeichnen könnte. Sobald der Schluckreflex ausgelöst ist, gibt es nämlich kein Zurück mehr. Nach 6 bis 8 Sekunden ist dieser erste Reiseabschnitt beendet. Und unser Bissen kommt in eine birnenförmige Höhle, an deren Grund sich ein See aus konzentrierter Salzsäure befindet, worin er gerade ein Bad nimmt. Alle 20 Sekunden geht ein wellenförmiges Beben durch die mit unzähligen Falten ausgekleidete Muskelwand des Magens, aus der laufend Verdauungssäfte abgesondert werden. Zwei lange Stunden muss der Bissen diese »Waschmaschinen«tortur über sich ergehen lassen. Mittlerweile hat die Salzsäure die pflanzlichen Eiweiße des Getreides aufgebrochen und nichts mehr von seinem ehemaligen Aussehen übrig gelassen, dann wird er weiter zum Pförtner des Magens transportiert, um dort, zu einem Häufchen Brei umgeformt, auf den Fortgang seiner Reise zu warten. Die Säure des Magens muss schnellstens neutralisiert werden, bevor es weitergeht. Realistisch betrachtet hatte unser Stück Brot noch Glück. Ölsardinen hätten das Vierfache an Zeit benötigt, um an diesen Punkt zu kommen.

Ungeduldig wartet das Brot. Irgendjemand oder irgendetwas scheint noch nicht das Zeichen zur Weiterreise geben zu wollen. Wurde vielleicht eine verbotene Substanz in seinem Innern entdeckt, die es durch Muskelreflexe blitzartig zur Rückreise zwingen? Aber nein – direkt vor ihm kommt Bewegung ins Spiel, ein schlürfendes Geräusch und ein fast zeitgleicher Schubs von hinten sind die Folge. Im Bruchteil einer Sekunde findet sich der Brei im nächsten Abschnitt wieder, dem Zwölffingerdarm, der den Anfang des Dünndarms bildet. Hinter ihm schließt sich das Tor zur Hölle dann genauso schnell, wie es sich geöffnet hat.

Hier ist es dagegen wie im Paradies. Absolute Ruhe, nur das Rumpeln der Magenwände erinnert ihn fern an die schlimmsten zwei Stunden seines Lebens. Von allen Seiten setzt eine sanfte Berieselung ein, die ihn das ätzende Salzsäurebad bald vergessen lässt. Über ihm befindet sich der Gallengang, der die Galle in den Dünndarm leitet, die sich um die paar Gramm Fette kümmert, die das Brot mitgebracht hat. Daneben der Gang der Bauchspeicheldrüse, der Enzyme zur schnelleren Verdauung einleitet. Das alles wird von dem Stück Brot kaum registriert. Anderes macht ihm weitaus mehr Sorgen. Denn Kräfte, von denen es bisher keine Vorstellung hatte, zerren mit Vehemenz an ihm herum.

Langsam wird es in seine Bestandteile zerlegt, die durch die Darmwand hindurchmüssen, bis sie sich umgeben von einer roten Flüssigkeit auf einer kurzen Reise wiederfinden, die erst einmal in der »Kontrollstation Leber« enden wird, die wir uns jetzt doch mal etwas genauer anschauen müssen.

# Kontrollstation Leber

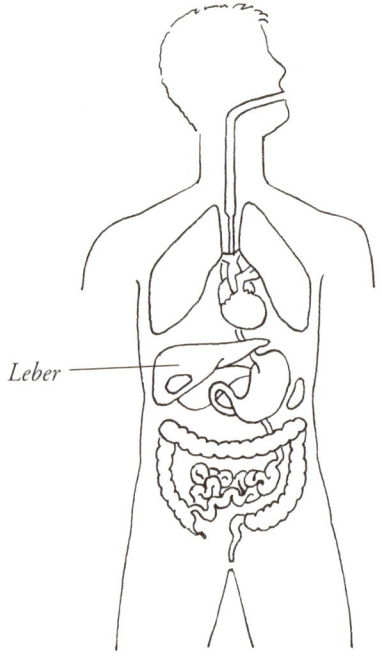

*Leber*

*Die Lage der Leber*

Die Leber gilt als das größte Stoffwechselorgan des menschlichen Körpers. Mit einem Gewicht von circa 1300 Gramm liegt sie unterhalb der Zwerchfellkuppe im rechten Oberbauch und steht in Kontakt mit Gallenblase, Bauchspeicheldrüse, Magen und Darm. Die Leber ist besonders gut durchblutet, weshalb sich viele Erkrankungen und Fehlfunktionen anderer Organe und Körperregionen häufig auch in Störungen der Leberfunktionen zeigen.

Die Leber hat deswegen eine überaus signifikante Bedeutung für den gesamten Stoffwechsel, da sie bekanntermaßen unser wichtigstes Entgiftungsorgan ist. Im Falle einer Funktionsstörung infolge von Überlastungen können ganz verschiedene Begleitsymptome entstehen, zum Beispiel:

- ständige Müdigkeit mit Leistungsdefizit sowie Antriebslosigkeit,
- Übelkeit und Blähungen, Druck im rechten Oberbauch,
- Migräne (vor allem hinter dem Auge und im Scheitelbereich),
- Depression mit Übellaunigkeit,
- Einschlafstörungen (bei Gallenproblemen zwischen 23.00 und 1.00 Uhr),
- Schlafstörungen (Aufwachen zwischen 1.00 und 3.00 Uhr),
- nächtliches Schwitzen, unruhige Träume,
- schon morgens beim Aufstehen das Gefühl, wie »gerädert« zu sein,
- Anstieg von Cholesterinwerten,
- vergrößerte Hämorrhoiden,
- Appetitlosigkeit,
- Alkoholintoleranz usw.

Dabei spielt natürlich die Belastung durch zu große Mengen regelmäßigen Alkoholkonsums eine entscheidende Rolle für die Entstehung von Leberfunktionsstörungen (dazu später mehr).
Unser Organismus ist nur lebensfähig, wenn alle Gewebe ausreichend mit Sauerstoff und Nährstoffen beliefert werden und die dabei anfallenden Stoffwechselgifte und -schlacken genügend entsorgt werden. Die meisten der dazu nötigen Stoffwechselumbau- und -entgiftungsvorgänge werden in der Leber erledigt. Sie wiegt beim Erwachsenen knapp 1,5 Kilo und ist in zwei Lappen unterteilt, den kleineren linken und den sechsmal größeren

rechten. Dort befindet sich auch die Gallenblase, welche die in der Leber produzierte Gallenflüssigkeit auf Abruf bereithält.

## Erste Anzeichen von Leber-Gallen-Problemen

Da die Leber das wichtigste Stoffwechsel- und Entgiftungsorgan in unserem Körper ist, fängt sie die meisten Schadstoffe, die andere Organe schädigen könnten, als Filter zwischen dem Darm und dem übrigen Körperkreislauf ab und wandelt sie in unschädliche Substanzen um. Ob Medikamente, Konservierungsstoffe oder Umweltgifte – die Leber nimmt im gesamten Stoffwechselprozess eine zentrale Funktion ein. Sie entgiftet den Körper, reguliert neben dem Fettstoffwechsel auch den Mineral-, Vitamin- und Hormonhaushalt und aktiviert die Verdauung. Deshalb dient die Leber nicht nur als Entgiftungsorgan, sondern ist an nahezu allen Lebensvorgängen im Körper beteiligt.

Sie ist ohne Pause rund um die Uhr im Einsatz. Natürlich wird sie zuallererst einmal durch alles belastet, was in welcher Hinsicht auch immer »zu viel« ist, aber natürlich auch durch alles, was dem Anspruch der natürlichen biologischen Beschaffenheit nicht genügt. Da haben wir an erster Stelle einmal jede Art von Chemie. Auch wenn ihre Produkte die Natur durch sogenannte »synthetische Präparate« zu imitieren versucht, sind und bleiben sie synthetisch. All das bedeutet unnötige Zusatzarbeit für unser körpereigenes Entgiftungslabor!

Irgendwann ist dann natürlich auch bei ihr das Ende der Fahnenstange erreicht, und sie streicht die Flügel. Vorher gibt sie ihrem Eigner wie jedes andere Organ auch allerdings genügend Zeichen, um ihn darauf aufmerksam zu machen, dass irgendetwas mit ihr nicht stimmt und er einen Kurswechsel vornehmen muss. Wie sie das macht? Nun, erste Anzeichen von Leber-Gallen-Problemen können sich beispielsweise auf folgende Weise bemerkbar machen:

- gelbliche Hauteinfärbung,
- heller Stuhl,
- Verfärbung des Augenweißes in Richtung Gelb oder manchmal auch Schmutziggelb,
- Druckschmerz auf der rechten Körperseite,
- Appetitlosigkeit,
- Verdauungsbeschwerden,
- schlechte Verträglichkeit von Fett,
- Schmerzen unter dem rechten Schulterblatt,
- Energie- und Antriebslosigkeit,
- emotionale Ausbrüche,
- Erschöpfung,
- Kopfschmerzen bis hin zur Migräne,
- metallischer Geschmack im Mund,
- Allergien,
- Stuhlverstopfung,
- Schläfrigkeit, vor allem nach dem Essen,
- Hautprobleme, vor allem Schuppenflechte (Psoriasis) und Neurodermitis,
- Schwäche im Muskelapparat,
- häufiges Würgen und Brechreiz oder auch
- Schwierigkeiten, Gewicht zu verlieren.

Um ihre unterschiedlichen Aufgaben erfüllen zu können, hat die Leber einen ausgeklügelten Aufbau. Hauptanteil des Lebergewebes machen die (beim Erwachsenen) etwa 250 bis 300 Milliarden Leberzellen (Hepathozyten) aus. Davon arbeitet immer eine Gruppe von einigen hundert Zellen im »Team« als »Leberläppchen«, die kleinste Funktionseinheit des Organs, zusammen. Diese Läppchen sind in Form von Fischschuppen aneinandergereiht. Zwischen den »Schuppen« verlaufen kleinste Blutgefäße. Deren äußere Wände bestehen aus durchlässigen Zellen, durch die der gesamte Stoffaustausch zwischen Blut- und Leberzellen stattfindet. Wenn man auch den größten Anteil der Abwehrleistung dem Darm zuordnen kann (circa 70 bis 80 Prozent), so gibt es doch eingebettet in der Leber die »Kupferschen Sternzellen«, das sind hochspezialisierte Abwehrzellen, die schädliche Stoffe wie Bakterien und Gifte, aber auch gealterte rote Blutkörperchen aus dem Blut herausfiltern und neutralisieren. Die Leber erhält ihr Blut aus der Leberarterie, die unser Entgiftungslabor mit frischem Blut und Sauerstoff versorgt. Haben die Leberzellen das Blut gefiltert, fließt es weiter zum Herzen hin.

So ist es nicht verwunderlich, dass die Funktiontüchtigkeit aller Organe zentral von der optimalen Leistung der Leber und ihrer kleinsten Einheiten, den Leberzellen, abhängt. Zwischen den Leberzellen liegen feine Gallenkanäle. Durch sie fließt die in der Leber produzierte Gallenflüssigkeit in die Gallenblase, die die Gallenflüssigkeit speichert und bei Fettverzehr in den Darm abgibt, um damit die Verdauung der Nahrungsfette erst grundlegend zu ermöglichen.

Die Galle – was wäre sie zum Beispiel ohne die Leber? Nun, die Frage stellt sich so eigentlich nicht, da die Galle ja kein eigenes Organ ist, sondern nur ein Reservoir für die überflüssig produzierte Gallenflüssigkeit der Leber, die bei Bedarf abgerufen werden kann und deren Qualität von der Aufbereitung der Leber abhängig ist.

Je mehr Fette dem Körper zugeführt werden, desto stärker muss von der Leber Galle produziert werden, desto konzentrierter wird der Gallensaft, und umso mehr Probleme in Form von Verklumpungen, sprich Gallensteinen, können auftreten, die häufig nur chirurgisch lösbar sind. Die Leber, betraut mit der Produktion und damit auch der Qualität von Gallensäften, ist auch verantwortlich für die Bildung von Gallensteinen. Daher verhindert eine gut abgestimmte Leberreinigung auch die weitere Verdickung und die daraus entstehende Steinbildung durch die in der Leber gebildete Gallenflüssigkeit. Alles, was in diesem Buch für eine Entlastung der Leber gedacht ist, entlastet automatisch auch die Galle. Eine reibungslose Funktion der Leber lässt somit ebenfalls die Galle reibungslos funktionieren.

Das Leber-Gallen-System ist, wenn man so will, »ein Organ«, und was dem einen Teil guttut, schlägt auch auf dem anderen positiv zu Buche.

Eine Besonderheit der Leber ist der »Pfortaderkreislauf«. Die Pfortader bringt nährstoffreiches Blut aus den Baucheingeweiden zu den Leberzellen. Dort werden vom Blut wichtige Nährstoffe für den Stoffwechsel aufgenommen und weiterverarbeitet, bevor es dann zum Herzen zurückfließt. Bei einer Fettleber oder gar bei einer Leberzirrhose kommt es hier zum Rückstau des Blutes, was zu einer Erhöhung des Blutdrucks bis zu lebensbedrohlichen Zuständen führen kann.

Im Rahmen des Kohlenhydratstoffwechsels bildet die Leber den Speicherzucker Glykogen. Braucht der Organismus plötzlich Energie, wird schlagartig Glykogen freigesetzt, das zu Traubenzucker gespalten wird und damit zur sofortigen Energiegewinnung zur Verfügung steht, auch dann, wenn gerade keine Nahrung aufgenommen wird.

Die Leber ist auch am Hormonstoffwechsel der Nebennieren- und Sexualhormone beteiligt. Sie produziert Abwehreiweiße, sogenannte Immunglobuline, sowie Faktoren für die Blutgerinnung für den Fall, dass bei einer schweren Leberfunktionsstörung innere Blutungen drohen.

Sehr häufig kommt es zur Einlagerung einer geringen Menge von Neutralfetten (Triglyceriden) in der Leber. Sie ist meistens abhängig von der Ernährungsweise. Dieser Umstand ist aber noch nicht krankhaft. Erst wenn mehr als 50 Prozent der Leberzellen verfettet sind, wird von einer »Fettleber« gesprochen, die in den westlichen Industrieländern zu den häufigsten Erkrankungen des Organs gehört.

## Die Leber und der Stoffwechsel

Die Leber erfüllt mehrere zentrale Stoffwechselaufgaben. Die Leber steuert nicht nur den gesamten Eiweiß-, Fett- und Kohlenhydratmetabolismus unseres Körpers, sondern auch den Mineral-, Vitamin- und Hormonhaushalt. Über den Pfortaderkreislauf speichert sie Nährstoffe, wandelt sie um und gibt sie an andere Organe weiter. Die Leberzellen stellen aus kleinsten Eiweißbaustoffen wichtige Stoffe selbst her, wie etwa das lebenswichtige Bluteiweiß Albumin. Auch bestimmte Zucker, Fettsäuren und Cholesterin werden in der Leber zur Verwertung aufbereitet. Die Leber kann etwa 10 Prozent des eigenen Gewichts in Form von Zucker speichern. Das Hormon Insulin regt die Speicherung des Blutzuckers in Form von Glykogen an. Die Freisetzung des Blutzuckers und die Abgabe in die Blutbahn werden durch das Hormon Glukagon ausgelöst. Hierbei sind wieder einzelne Eiweiße dafür zuständig, die Abgabe des Zuckers an das Blut zu ermöglichen. Die Speicherung des Zuckers ist jedoch nur für einen Zeitraum von weniger als 24 Stunden möglich. Die Leber ist deshalb in der Lage, Zucker aus Eiweißen herzustellen. Diese Eiweiße werden hauptsächlich aus den Muskelzellen gewonnen. Ein erhöhter Blutzuckerspiegel ist also nicht zwingend nur auf die Bauchspeicheldrüse zurückzuführen, sondern kann seine Ursachen durchaus in der Leber oder im Darm haben.

Zusätzlich zu den bisher genannten Funktionen beeinflusst die Leber maßgeblich den Fettstoffwechsel, und da genauer die Verarbeitung von Fetten, die über die Nahrung aufgenommen werden. Die Leber kann aus Eiweißen und Zucker sogenannte Fettsäuren herstellen. Diese werden in Lipoproteine eingehüllt und durch die Blutbahn bis zur vorübergehenden Endlagerung der Fettzellen abtransportiert. Bei Auftreten eines Energiemangels werden die Fettzellen wieder abgebaut. Dabei werden dann die Fette zurück in die Leber transportiert und dort für die Energiegewinnung genutzt.

Eine weitere Funktion der Leber liegt in der Speicherung von verschiedenen, für unser Wohlbefinden ausgesprochen wichtigen Stoffen wie die Vitamine A, $B_{12}$, D und E, aber auch Folsäure sowie Eisen und Kupfer.

In der Leber laufen mehr als 500 einzigartige Vorgänge ab, und eine ihrer Hauptaufgaben ist es, in Zusammenarbeit mit dem Dickdarm, den Nieren, der Haut und den Lungen den Entgiftungsprozess durchzuführen.

Dieser »Dekontaminationsprozess« wird im Fachjargon »Biotransformation« genannt. Ziel ist der Abbau von Giftstoffen verschiedenster Art. Alle Substanzen aus der Nahrung müssen durch die Leber, bevor sie in den allgemeinen Blutkreislauf gelangen. Der Leber zugeführt werden die Nährwerte, und das geschieht über die sogenannte Pfortader.

Die Gifte in Medikamenten werden durch dasselbe Prinzip wie beim Alkohol von der Leber in harmlosere Stoffe umgewandelt. Bei der Entgiftungsfunktion der Leber kommt der Ammoniakentgiftung eine ganz besondere Bedeutung zu: Ammoniak ist stark toxisch und kann zum Koma oder sogar zum Tod führen. Er entsteht bei dem Abbau von Eiweißstoffen. Die Leber ist in der Lage, Ammoniak ebenfalls in ungiftigen Harnstoff umzuwandeln, so dass er ausgeschieden werden kann. Auf die Aufrechterhaltung der Fähigkeit, Ammoniak zu entgiften, ist bei einer Lebererkrankung besonders zu achten, denn vom Ammoniak geht eine große Gefahr aus.

Über die Galle transportiert die Leber zahlreiche Stoffwechselgifte in den Darm, wo sie mit dem Stuhl ausgeschieden werden. Die Leber baut parallel dazu auch fettlösliche Stoffe so um, dass sie wasserlöslich werden und mit dem Urin den Körper verlassen können.

Insgesamt ist die Leber also das wichtigste Stoffwechselorgan, das heißt, es werden unterschiedliche Stoffe so um-, auf- oder abgebaut, dass der Körper sie überhaupt erst verwenden kann. Deshalb erhält die Leber direkt das mit Nährstoffen gefüllte Blut aus dem Darm. Dabei kommen aber nicht nur gute, sondern auch schädliche Stoffe (Konservierungsstoffe, Umweltgifte und so weiter) mit dem nährstoffreichen Blut in die Leber. Die guten umgebauten Stoffe werden über die Vene in den Körper eingespeist. Die meisten schädlichen Stoffe werden direkt über die Gallenflüssigkeit mit in den Darm abgegeben, wo sie mit dem Stuhlgang aus dem Körper ausgeschieden werden.

Eine optimale Leberfunktion ist somit stark abhängig von einer reibungslosen Zusammenarbeit mit anderen Organen.

# Die Beziehungen zu anderen Organen

Als Filter zwischen dem Darm und dem übrigen Körper fängt die Leber also mit der Nahrung aufgenommene Schadstoffe ab, ehe sie über den Blutkreislauf den Körper schädigen könnten. Zudem filtert sie giftige Substanzen aus dem Blut, die beim Nahrungsstoffwechsel erst entstehen. Sie baut die Stoffe so um, dass die Reise weitergeht und sie über Darm, Galle und Nieren ausgeschieden werden können. Dies geschieht gemeinsam mit ihrer Funktion als Drüse. Die Leber stellt den Gallensaft her, die sogenannte »Galle«. Diese ist unverzichtbar für die Fettverdauung und hilft dem Körper auch, fettlösliche Vitamine wie A, D, E und K bereitzustellen.

## Der Darm

Der Darm ist ein gewundener Muskelschlauch, der vom Magen bis zum After reicht. Seine Hauptaufgabe ist es, der Leber Nahrung zuzuführen. Der Darm hat allerdings genauso wie die Leber eine Vielfalt von Funktionen, die sich nicht nur auf die Hauptaufgabe der Verdauung allein beziehen. So produziert er auch Hormone und Enzyme, die für den reibungslosen Ablauf unserer Organe nötig sind.

Wir wissen auch, dass er mit der Leber zusammen praktisch die gesamte Abwehrlast trägt und somit eine zentrale Funktion für unsere Gesundheit innehat.[1] Bei manchen Menschen spiegelt der Darm auch die seelische Verfassung wider: »Man hat die Hosen voll« oder »Schiss«, wenn man sich fürchtet, und Durchfall oder

Verstopfung sind häufig eine Reaktion unseres Darms auf Stress oder Ärger.

Der Darm ist der Leber sozusagen vorgeschaltet. Diese muss also nicht nur ihre eigentlichen Aufgaben bewältigen, sondern im ungünstigen Fall zusätzlich noch die, die ihr von einem schlecht funktionierenden Darm mit aufgehalst werden.

## Schlecht funktionierende Därme

»Marode« Därme sind infolge unserer Lebensweise heutzutage weit verbreitet. Darüber sollte man sich auch nicht durch die irrige Auffassung hinwegtäuschen lassen, der tägliche Gang auf die Toilette zeige an, dass alles in bester Ordnung wäre.

In einem schlecht arbeitenden Darm werden laufend giftige Substanzen produziert, die von uns meist nur als ziemlich unangenehm riechende Schwefelwasserstoffe und Methangase wahrgenommen werden. Wenn wir also einen optimalen oder zumindest einen wesentlich besseren Gesundheitszustand erreichen wollen, kommen wir bei hartnäckigen Fällen um eine Einbeziehung des Darms in die Leberreinigung nicht herum. Denn ein gut funktionierender Darm bedeutet auch automatisch eine Entlastung der Leber, da durch ihn keine Zusatzgifte ihre Arbeit noch erschweren. Dennoch hilft eine Leberreinigung bei sachgemäßer Anwendung natürlich in jedem Fall weiter. Sollte aber der Erfolg nicht ganz Ihren Erwartungen entsprechen, wäre es ratsam, vor der nächsten Leberreinigung zuerst einmal die Darmreinigung durchzuführen.

Aus meiner langjährigen praktischen Erfahrung heraus weiß ich, dass jede Therapie um ein Vielfaches besser wirkt, wenn der Darm durch eine Reinigung und Sanierung seiner »Flora« als

Störfaktor weitgehend neutralisiert ist! (Bei Verdacht auf begleitende Darmprobleme kann man eine aufklärende Stuhluntersuchung durchführen lassen bei: Labor L+S, Bad Bocklet.)

## Die Gallenblase

Die Gallenblase ist ein birnenförmiges Hohlorgan, das an der Unterseite der Leber liegt. Sobald wir Nahrung aufnehmen, regen bereits der Geruch und der Geschmack das vegetative Nervensystem an. Dieser Nervenreiz führt dazu, dass sich nicht nur die Gallenblase zusammenzieht und Galle in den Zwölffingerdarm abgegeben wird, sondern dass auch mehr Galle in der Leber produziert wird. Gleichzeitig werden im Zwölffingerdarm durch Nahrungsfette in speziellen Zellen der Schleimhaut Informationen freigesetzt, die ebenfalls auf die Gallenblase wirken und die Produktion der Galle verstärken.

Die Leber produziert an einem Tag etwa einen halben Liter Galle, in der viele chemische Substanzen wie Gallensalze, -farbstoffe, Mineralsalze und Cholesterin enthalten sind. Die Galle wird entweder über den Gallenblasengang als Verdauungshilfe in den Zwölffingerdarm geleitet oder – im Falle einer Überproduktion – in der Gallenblase gespeichert. Die grünschwarze Farbe der bitteren Flüssigkeit entsteht durch verbrauchte oder überzählige rote Blutkörperchen (Erythrozyten).

Die in den Leberzellen gebildete und in den Zwölffingerdarm eingeleitete Galle spaltet die Fettkügelchen im oberen Dünndarm zu winzigen Kügelchen und ermöglicht damit erst eine Fettverwertung. Der Gallensaft ist somit auch für die Aufnahme der fettlöslichen Vitamine A, D, E und K notwendig.

Die Galle wird also über einen Ausführungsgang in den Zwölffingerdarm abgegeben und gelangt von da aus über den Dünn- zum Dickdarm. Dort färbt sie den Stuhl braun ein. (Die Abstufung der braunen Farbe des Stuhls ist ein Resultat der Gallenfarbstoffe.) Von dort aus wird die Galle dann zur Ausscheidung gebracht.

Alles schön und gut, solange die Zusammenarbeit reibungslos klappt. Was aber, wenn es irgendwo »hakt«? Zum Beispiel in der Gallenblase?

Die in der Gallenblase auftretenden Steine können einen Durchmesser von wenigen Millimetern bis zu einigen Zentimetern haben. Manche Patienten haben nur einen einzigen Gallenblasenstein (Solitärstein), bei anderen Patienten finden sich mehrere oder sogar sehr viele.

Kleine Steine können auch in den Gallengang wandern, der die Gallenblase mit dem Zwölffingerdarm verbindet, und dann den Gallenabfluss verhindern, so dass sich die Gallenflüssigkeit zurückzustauen beginnt und so im ganzen Körper anreichern kann.

Die Ursachen für die Entstehung von Gallenblasensteinen sind vielgestaltig. Einer der Hauptgründe dafür ist die veränderte Zusammensetzung der von der Leber produzierten Galle (zu viele Gifte, schlechte oder zu reichliche Nahrung, Dauerstress oder anhaltender Ärger).

Vielen Patienten mit Gallenblasensteinen fällt auf, dass sie bestimmte Speisen nicht mehr gut vertragen, vor allem fettreiche Nahrungsmittel. Typisch sind auch wellenförmig an- und abschwellende Schmerzen im rechten Oberbauch, die bis in die rechte Schulter oder auch die rechte Rückenseite ausstrahlen können.

Wenn sich ein Stein in den Ausführungsgang zwischen Gallenblase und Zwölffingerdarm setzt und ihn blockiert, kann es zu einer Gelbfärbung der Haut kommen, der Stuhl entfärbt sich, und der Urin wird braun. Auch hierbei bestehen Schmerzen im rechten Oberbauch.

*Achtung:* Wenn Sie schon einmal unter Gallensteinen gelitten haben oder wissen, dass sich große Gallensteine in den Gängen befinden, sollten Sie die Leberreinigung nur unter professioneller Beaufsichtigung durchführen, da es bei Gallensteinen zu Komplikationen kommen kann. Auch durch das Loslösen von Steinen kann es zu einem schmerzhaften und gefährlichen Verschluss kommen, dem man nur mit einer Ultraschallbehandlung oder chirurgisch begegnen kann. Halten Sie daher lieber zweimal zu viel als einmal zu wenig Rücksprache mit dem Therapeuten Ihrer Wahl.

Doch bleiben Sie auch hier kritisch und glauben Sie nicht unbesehen alles, was man Ihnen unter Umständen weismachen will, wie beispielsweise in der folgenden Werbung einer Klinik (leicht modifiziert wiedergegeben):

Machen Sie auf jeden Fall die erste *Leberreinigung* unter medizinischer Begleitung! Nehmen Sie sich dafür eine Woche Auszeit!

Es gibt viele Menschen, die ein *Leberreinigungs-Rezept* angewendet haben, das sie von Freunden oder durch das Internet erfahren haben, und die dabei unnötige Komplikationen erlitten. Sie hatten kein vollständiges Wissen bezüglich der Prozedur. Sie meinten, das pure Ausscheiden der Steine aus Leber und Gallenblase würde genügen.

In unserem Hause werden täglich unterstützende Entgiftungsmaßnahmen und Zwischenuntersuchungen durchgeführt. Begleitend werden Sie von unserer Küche liebevoll mit ayurvedischer Vitalkost versorgt.

Vermeiden Sie unnötige Komplikationen!

Leisten Sie sich Gesundheit, wenn Sie sich Krankheit nicht leisten können! Es ist wahrscheinlich, dass sich durch die *Leberreinigung* manche Gallensteine auf ihrem Weg nach draußen im Darm festsetzen. Sie können durch Darmspülungen leicht entfernt werden. Die effektivste, schonendste und unbedenklichste Methode ist in diesem Fall eine professionell durchgeführte Colon-Hydro-Therapie. Wenn Gallensteine im Darm bleiben, können sie Entzündungen, Infektionen, Kopfschmerzen und diffuse Unterbauchbeschwerden sowie Schilddrüsenprobleme hervorrufen. Diese Steine können unter Umständen zu einer Giftquelle im Körper werden.

Manche Ansätze scheinen ja zu überzeugen. Aber es bleibt leider wie so oft nur bei Ansätzen, die meist noch auf vollkommen falschem Hintergrundwissen (schlimmstenfalls auf gar keinem) aufgebaut sind.

Was für eine *Leberreinigung* ist oben gemeint? Es zielt alles mal wieder auf eine zurzeit kreisende Modeerscheinung, auf eine »Reinigung« mit Öl hin, deren Grundzüge von »Dr. Nie« entwickelt wurden.

## Die unendliche Geschichte: Dr. Nie und sein »Vermächtnis«

Dazu müssen wir ein paar Jahre in die Vergangenheit reisen, genauer gesagt zur Jahrhundertwende – nein, nicht von 1999 auf 2000, sondern noch weitere hundert Jahre zurück.

Da gab es einen Arzt namens Dr. Walther Nie, spezialisiert auf Magen-Darm- und Stoffwechselkrankheiten in Darmstadt. Dem Doktor gefiel es verständlicherweise nicht, dass seine Gallensteinpatienten, die er zum Chirurgen schickte, nie wieder die Gelegenheit hatten, erneut bei ihm vorstellig zu werden. (Die Todesrate der Gallensteinpatienten, die sich damals in chirurgische Hände begaben, betrug 100 Prozent!)

Um seinen Patienten dieses Los zu ersparen, arbeitete Dr. Nie Tag und Nacht an einer Methode, chirurgische Maßnahmen umgehen zu können, und nach Monaten intensiver Forschung glaubte er, den Stein der Weisen gefunden zu haben: Er bemerkte bei Leuten, die vermehrt Fette und Öle zu sich nahmen, nach jedem Toilettengang klumpige Gebilde im Stuhl. Die erste »Gallensteinausleitung« war gefunden!

Aus Mangel an chemischen Kenntnissen verkannte Dr. Nie – damals verständlicher als heute –, dass der gesamte Prozess überhaupt nichts mit Gallensteinen zu tun hatte, sondern einfach nur dem chemischen Prozess der »Verseifung« unterlag. Diesem Irrtum unterliegen allerdings auch in unseren Tagen noch seine immer wieder wie Phönix aus der Asche erscheinenden Jünger (etwa Dr. Sandra Cabot, Biologin in Australien, oder Andreas Moritz, Schwabe, in die USA ausgewanderter intuitiver Heiler). An ebenjene Verseifung dachte wohl niemand. Vielleicht wollte auch niemand daran denken, denn kritischen Menschen mit etwas medizinischem Verstand hätte eigentlich auffallen müssen, dass die vermeintlichen Gallensteine in der Kloschüssel vom Aussehen und der Festigkeit her nichts mit Gallensteinen zu tun hatten und, was bei Gallensteinen nicht möglich ist, sehr leicht zu durchschneiden sind. Aber wer denkt schon an ein Messer, wenn er dringend aufs Klo muss …?

Hier noch ein Artikel zu dem Thema, in dem von der Radikalkur die Rede ist und gesagt wird, dass sie nur »Schein-Gallensteine« ableitet:

»Eine derzeit im Internet propagierte Leber-Gallen-Reinigung bezeichnet jetzt die Zeitschrift ›Naturarzt‹ als ›faulen Zauber‹. Mit der Radikalkur sollen angeblich innerhalb kurzer Zeit Gallensteine gleich massenweise ausgeschieden werden können. Tatsächlich handelt es sich bei den kleinen grünen Kügelchen um einen komprimierten und verseiften Bestandteil der Ableitungsflüssigkeit, die eingenommen werden soll.

Die Zutaten bestehen aus vier Esslöffeln Bittersalz, 125 ml Olivenöl und circa 200 ml frisch gepresstem Grapefruitsaft. Diese Kombination soll um 14 Uhr eines beliebigen Tages zum Auftakt des kurzen Heilfastens eingenommen werden. Um 18 Uhr sollen erneut 200 ml Wasser getrunken werden, in dem ein Esslöffel Bittersalz gelöst wurde. Dasselbe wird um 20 Uhr wiederholt, und zwei Stunden später wird eine Mischung aus dem Olivenöl und dem Grapefruitsaft getrunken. Am nächsten Morgen soll nach dem Aufstehen und zwei Stunden danach erneut jeweils 200 ml Wasser mit Bittersalz konsumiert werden. Danach setzt eine drastische Stuhlentleerung ein, bei der sich bis zu 2000 kleine grüne Steinchen absetzen.

Was bei den Befürwortern der Leber-Gallen-Reinigung als Gallensteine identifiziert wird, sind in Wirklichkeit die Fettsäuren des Olivenöls, die unter dem Einfluss der Säure des Grapefruitsafts chemisch ›verseifen‹ und dann als in Wasser unlösliche Steine in der wässrigen Stuhl-Bittersalz-Brühe ausfallen. Neben den angeblichen Gallensteinen sollen durch die Radikalkur unter anderem auch Allergien, Rückenschmerzen und Schleimbeutelentzündungen verschwinden.

Dr. Volker Schmiedel vom ›Naturarzt‹ will der drastischen Ausleitungsmaßnahme über den Darm zwar nicht generell eine therapeutische Wirkung absprechen, aber Gallensteine würden mit diesem Verfahren nicht ausgeschieden. Mit Kurkuma, Artischocke und dem erwähnten Bittersalz lässt sich der Gallenfluss anregen, so dass kleine Steinchen bis zu zwei Millimetern Größe abgehen können. ›Bei Steinen von vier bis zehn Millimetern Größe kann dies aber zu einem Verschluss führen – also Finger weg von Choleretika und Radikalmaßnahmen‹, rät Schmiedel.«[2]

Jeder, der mit einem Mal 100 bis 500 Milliliter Öl in sich hineinkippt, wird am nächsten Tag verschiedene Gebilde in der Toilettenschüssel vorfinden, sofern sie nicht schon des Nachts im Bett abgegangen sind. Das alles hat aber definitiv nichts mit Gallensteinen zu tun! Das, was Sie da vorfinden, sind Seifen, die durch die Öl-Basen-Mixtur im Darm entstehen!
Im Anschluss daran direkt noch eine Meinung dazu, sie stammt aus einem Lehrbuch:

> »Schon immer ging das Bestreben dahin, Mittel und Wege zu finden, um die Gallensteine im Körper aufzulösen oder wenigstens so weit zu verkleinern, dass sie spontan abgehen können, wenn auch manchmal mit einer erneuten Kolik. Man glaubte früher, in öligen Substanzen, vor allem im Terpentinöl, ein solches Mittel gefunden zu haben. Bestärkt wurde man in dieser Auffassung durch die Beobachtung, dass nach Einnahme von Terpentinöl in reinem flüssigem Zustand oder in Form von Kapseln sich im Stuhl rundliche Gebilde zeigten, die man mit viel Freude und Optimismus als Gallensteine ansah. Aber das war eine Täuschung. Es handelte sich keineswegs um Steine, sondern um Ölseifen, die durch Verbindung des Öls mit Galle und Darmsaft im Darm entstanden waren ...«[3]

Natürlich ist jeder erst einmal gern bereit, an eine »Gallensteinkur« zu glauben, vor allem wenn man die Ursachen allen vermeintlichen Übels, rund und grünlich, als vermeintliche Gallensteine in der Kloschüssel vorfindet. Aber es geht kein Weg daran vorbei: Fügt man eine größere Menge Öl von außen zu, die mit körpereigenen basischen Flüssigkeiten im Zwölffingerdarm zusammentrifft, dann entsteht im Darm eine *Seifenfabrik,* deren Produkte nicht im Entferntesten etwas mit Gallensteinen zu tun haben!

## Die »therapeutische Wirkung« der vermeintlichen Gallensteinkur

Sicher »bewegt« diese »Ölkur« viel, bewirkt nur eben nicht das, was sie verspricht: die Gallensteinentfernung. Wundern Sie sich bitte nicht, wenn Sie am Morgen »danach« in Ihren eigenen Essensresten des Vortags schwimmen. Dann spätestens werden Sie bemerken, dass man zumindest einen, wenn auch so nicht erwünschten Effekt der Darmentschlackung erreichen kann. Ich persönlich allerdings würde dafür eleganteren Methoden den Vorzug einräumen, in erster Linie denke ich da an die saubere Colon-Hydro-Therapie.

Diese Rosskur erscheint alle paar Jahrzehnte – seit ihrem Erfinder Dr. Nie vor über hundert Jahren wie Phönix aus der Asche – immer wieder neu modifiziert natürlich. Manchmal unter den Namen »Ayurvedakur«, manchmal trägt die Kur den Namen des vermeintlichen Erfinders oder der Erfinderin, einmal taucht sie aus den USA, ein anderes Mal aus Australien und woher noch überall her auf.

Manchmal sogar mit der Werbeaussage, dass fast sämtliche Staatsoberhäupter der Welt damit beglückt worden seien. Wenn das stimmen sollte, lieber Leser, dann wird einem spätestens jetzt doch so einiges klar, oder?

# Leberschäden durch Alltagsgifte
## und andere Aggressoren

## Was bezeichnet man als Gift?

Als Gift definiert man einen Stoff, der Lebewesen über ihre Stoffwechselvorgänge bzw. durch Kontakt oder Eindringen in den Körper einen Schaden zufügt. Der durch ein Gift angerichtete Schaden kann in einer vorübergehenden Beeinträchtigung, einer dauerhaften Schädigung bestehen oder zum Tod führen. Bei über einen längeren Zeitraum anhaltender schädigender Gifteinwirkung spricht man von chronischer Vergiftung, bei einer Gifteinwirkung, die umgehend zu einer Schädigung führt, von einer akuten Vergiftung.

Womit man in einer Naturheilpraxis in der Regel zu tun hat, sind chronische, das heißt über einen längeren Zeitraum verlaufende Vergiftungen, die wiederum zu chronischen Erkrankungen führen.

Als Gefahrstoffe sind Gifte eingeteilt in sehr giftig, giftig sowie gesundheitsschädlich. Die Verträglichkeit einer Substanz ist für viele Lebewesen oder Gruppen von Lebewesen unterschiedlich. Nun – da wären wir wieder einmal bei Paracelsus (1493–1541), der in freier Übersetzung den Ausspruch prägte: »Die Dosis allein macht das Gift.« Damit gemeint ist allerdings ebenso, dass gering dosierte Toxine durchaus auch eine heilsame Wirkung haben können.

Auch die Zufuhr von 10 Litern Wasser auf einmal kann für einen Erwachsenen tödlich sein. Es kommt zur Unterversorgung mit Natrium durch osmotischen Entzug. Hierbei handelt es sich jedoch nicht um eine toxische Wirkung des Wassers an sich, sondern um einen schädlichen Verdünnungseffekt im Körper. Ein durch Krankheit vorgeschädigter Organismus reagiert empfindlicher auf Gifte als der eines Gesunden. Eine Tablette Digitalis, die bei einem Erwachsenen therapeutisch wirkt, kann für ein Kind oder einen älteren Menschen tödlich sein.

Die Toxizität, das Ausmaß der Giftwirkung einer Substanz in Abhängigkeit von der Dosis, wird also von vielen Faktoren bestimmt: Schnell toxisch wirken vor allem Substanzen mit guter Löslichkeit in Körperflüssigkeiten. Ebenso ist die seelische und körperliche Verfassung eines Lebewesens von großer Bedeutung.

## Es geht um die Wurst

Eines der stärksten bekannten Gifte ist Botulinumtoxin, das unter anderem in verdorbenen Fleisch- und Fischkonserven oder in Käse vorkommen kann. Der Name wurde aus dem lateinischen *botulus* für »Wurst« abgeleitet, da der Erreger Clostridium botulinum überwiegend in Wurstkonserven vorkam.

Und nun zu den freiwilligen Feldversuchen. Heutzutage macht man sich ja gern auch die Eigenart von Giften zunutze, dass bestimmte ihrer Wirkungen sehr lukrativ sein können. So auch die von Botulinum, das seit dem Jahr 2002 tatsächlich als Medikament freigegeben ist! Seitdem wird lustig und munter drauflosgespritzt. Manche »Botox«-Fanatiker gehen sogar in der Mittagspause mal eben zur Faltenunterspritzung und lassen sich so ganz nebenbei ein paar Häppchen reichen.

Botulinum als Faltenglätter einzusetzen grenzt allerdings schon an vorsätzliche Körperverletzung. Es ist und bleibt ein Nervengift. Ein Gift, das die Nerven lähmt und dessen Nebeneffekt es ist, Falten zu glätten.

Aber statt als Botoxianer(in) mit den ersten Lähmungserscheinungen im Gesicht plattgebügelt und ausdruckslos dem Jenseits entgegenzugehen, kann man den eigentlich gewünschten Effekt wesentlich effektiver und nahezu risikolos erzielen: Eine Leberreinigung mit Ernährungsumstellung und/oder Darmsanierung kann Ihnen die Zeit auch mal locker um fünf bis fünfzehn Jahre sichtbar zurückschrauben, und das auf viel verträglichere Art und Weise.

Die durch Giftstoffe ausgelösten Erscheinungsbilder können plötzlich oder über einen längeren Zeitraum Probleme bereiten. Es kommt meist zu Appetitlosigkeit, Übelkeit, Erbrechen, Durchfall, Gewichtsverlust, rascher körperlicher Erschöpfung, Schmerzen im rechten Oberbauch, Dunkelfärbung des Urins, Stuhlentfärbung (in Richtung Weiß) und Fieber.
Weitere Reaktionen zeigen sich in Hautveränderungen, zum Beispiel starkem Juckreiz und Hautausschlägen (wie bei der Dioxinvergiftung des ehemaligen ukrainischen Präsidenten Wiktor Juschtschenko zu sehen war). Einer der größten Fehler ist es, die meisten Hautprobleme als Allergien zu diagnostizieren und dann auch in dieser Richtung zu behandeln. Meist liegt das Problem tiefer. Leber und Darm spielen dabei die größten Rollen. Werden sie saniert, verschwinden in fast allen Fällen auch die Hautprobleme.

## Exo- und Endotoxine

Es gibt Gifte, die uns das Leben von außen her schwermachen, und solche, die unter bestimmten Voraussetzungen erst in unserem Körper entstehen, man nennt sie auch »Exo-« und »Endotoxine«:

- *Exotoxine* kommen von außen in den Körper. Sie werden eingeatmet, über die Haut absorbiert und jeden Tag über verunreinigte Luft, unsauberes Wasser oder den Boden aufgenommen. Durch Rauchen, zu viel Alkohol, die Einnahme von Medikamenten, falsche Ernährung, unzureichendes Trinken und die Verwendung von Haushaltschemikalien vergrößert sich unsere Belastung durch Toxine immens. Sie gelangen vom Darm über das Blut zur Leber. Hier spätestens wird deren Entgiftungskapazität für unser Wohlbefinden entscheidend.
- *Endotoxine* sind Gifte, die innerhalb unseres Körpers erzeugt werden. Sie können durch einen schlecht funktionierenden Darm entstehen. Auch durch einen fehlerhaften Stoffwechsel der Leber werden Nahrungsmittel unvollkommen abgebaut, wozu es zu erheblichen Störungen kommen kann, die sich von einfachsten Hautirritationen bis hin zu schwersten Krankheiten entwickeln können.

# Medikamente und pharmazeutische Gifte

Wenn wir von den Stoffen sprechen, die unseren Körper und damit an erster Stelle unsere Leber vergiften, so stoßen wir zuerst auf die große Gruppe von Leberschäden durch Medikamente.

»Die meisten Menschen sterben an ihren Medikamenten und nicht an ihren Krankheiten«, wusste schon der französische Dichter Jean Molière (1622–1673). An diesem Tatbestand scheint sich im Wesentlichen nicht viel geändert zu haben, was man allein schon nachvollziehen kann, wenn man einmal aufmerksam den Beipackzettel eines gängigen pharmazeutischen Präparats studiert.

Etwa 65 000 verschreibungspflichtige Präparate kann man in Deutschland beziehen[4], unsere Nachbarländer kommen mit circa einem Zehntel davon aus (die Schweiz mit ungefähr 6800 Medikamenten). Sind wir tatsächlich so viel kränker als andere?

Kein Zweifel: Medikamente können Leben retten, sie sind also notwendig. Es geht folglich nicht darum, sie a priori in Frage zu stellen. Aber was ist mit denen, die verkehrt verschrieben wurden, bei denen Unverträglichkeiten mit anderen Medikamenten bestehen oder bei denen die Dosis falsch angesetzt wurde? Mehrere hunderttausend Menschen sollen jährlich unter dem Einfluss der Produkte der Pharmaindustrie sterben.

Deutschland ist Weltmeister im Pillenschlucken. Kein Volk der Welt greift so oft zu Medikamenten wie die Deutschen. Daher ist es auch nicht verwunderlich, dass jedes Jahr etwa 58 000 unserer Landsleute an den Folgen von Medikamentennebenwirkungen sterben, meint Prof. Dr. Jürgen C. Frölich, ehemaliger Leiter des Instituts für Klinische Pharmakologie der Medizinischen Hochschule Hannover, seit 2004 am Fraunhofer-Institut für Toxikologie und Experimentelle Medizin (ITEM) im Forschungsbereich Immunologie, Allergologie und Atemwegsforschung.[5] Eine eindrucksvolle Reportage des SWR mit dem Titel »Die Gesundheitsfalle – Tödliche Pillen« (2008) zeigt dazu erschreckende Beispiele.[6] Laut Prof. Frölich sind die 58 000 Toten durch Medikamentennebenwirkungen aber nur die Spitze des Eisbergs. Er vermutet, dass die Zahl der Todesfälle noch weitaus höher liegt. Diese Fälle werden aber entweder nicht als Todesursache durch Medikamentennebenwirkung erkannt oder sie werden »umetikettiert« in eine andere Todesursache. Dabei wurde noch nicht von den Betroffenen gesprochen, die durch medikamentöse Nebenwirkungen Dauerschäden erleiden.

Prof. Frölich erklärt, dass 10 Prozent der Krankenhausliegezeit, 5 Prozent aller Krankenhausaufnahmen und 15 Prozent der Krankenhausaufnahmen von älteren Patienten durch unerwünschte Arzneimittelwirkungen bedingt sind. Damit sind diese Nebenwirkungen die am häufigsten auftretende Erkrankung, noch vor Krebs, Herzkrankheiten oder Kreislauferkrankungen. Man könnte auch sagen, dass wir uns kranktherapieren, zumindest aus medikamentöser Sicht.

Für die Pharmaindustrie scheinen allerdings noch andere Belange von Bedeutung zu sein. Um Umsätze und Profite zu steigern, werden Marketingmaßnahmen ergriffen, die sich in nichts von denen für den Verkauf von Waschmitteln unterscheiden. Der Konkurrenzkampf der einzelnen Firmen ist erbarmungslos. Bei fast 70 000 verschiedenen Medikamenten, die aber zum großen Teil identisch sind, braucht es eben die »Hilfe« der Industrie. Der Insider John Virapen, ehemaliger Eli-Lilly-Chef in Schweden, meinte in einem Interview: »Wenn Sie glauben, dass die Pharmaindustrie um das Wohlergehen der Bevölkerung besorgt ist, dann vergessen Sie das ruhig. Die sind nur um ihr eigenes finanzielles Wohlergehen besorgt.«[7]

Eine Sache sei aber extra betont: Das hier Gesagte soll Sie keinesfalls dazu anhalten, die Ihnen von Ihrem Arzt verschriebenen

Arzneien zu entsorgen. Verändern Sie niemals die Einnahme von verordneten Medikamenten, ohne vorher mit Ihrem Arzt darüber gesprochen zu haben.

Dennoch sollte man stets bedenken, dass alle Medikamente, ob sie nun verschreibungspflichtig sind oder nicht, zu einem gewissen Grad toxisch für den Körper sind. Während ein Medikament ein unerwünschtes Symptom wirksam beseitigen mag, kann der Preis dafür, den man in Form von Nebenwirkungen und Folgeschäden bezahlt, sehr hoch sein.

Diese Tatsache wird heute zwar weitgehend unter den Teppich gekehrt, ist aber wissenschaftlich hinreichend dokumentiert. Auch das amerikanische nationale Ernährungsinstitut (Nutritional Institute of America) zum Beispiel hat im Jahr 2003 einen von drei Ärzten und zwei Doktoren anderer Fakultät verfassten Bericht veröffentlicht, in dem das zum Ausdruck kommt. In dem Report berichtet das Team, dass im Jahr 2001 in den USA mehr Menschen durch iatronische oder iatrogene Zustände (durch ärztliche Behandlung oder durch Diagnoseverfahren) gestorben sind als im selben Jahr durch Herz-Kreislauf-Erkrankungen oder durch Krebs.[8] Ich dachte früher, es handle sich um eine Zeitungsente, wenn mal wieder die Nachricht die Runde machte, dass die Zahl der Todesfälle während eines landesweiten Ärztestreiks sank …

Auch der Umstand, dass oft unnötigerweise Antibiotika verschrieben werden, hat dazu geführt, dass sich Bakterienstämme entwickelt haben, die immer widerstandsfähiger gegen fast alles geworden sind. Anstatt vorsichtig mit lebensrettenden Medikamenten umzugehen, setzt man sie seit Jahrzehnten sogar im Falle eines simplen Schnupfens ein. Viele Bakterien »härten sich ab«, was eigentlich unsere Aufgabe gewesen wäre, und erscheinen heutzutage in einem anderen Gewand, viel stärker als gekannt, unbarmherzig und in naher Zukunft vielleicht noch widerstandsfähiger, als sie es jetzt schon sind.

Aber es geht nicht allein um unsere Gesundheit, sondern auch um die Umwelt und damit vor allem um die Gesundheit nachfolgender Generationen. Dazu muss man wissen, dass die praktizierte Beseitigung pharmazeutischer Abfälle extrem zerstörerisch ist, weil sie alle möglichen ökologische Kreisläufe negativ beeinträchtigt. Auch hierzu wird seitens der Verursacher immer wieder beschwichtigt.

## Vergiftungen durch Schwermetalle und Aluminium

Schwermetalle sind Metalle mit einer hohen Dichte. Verschiedene Schwermetalle dienen Mensch, Tier und Pflanzen als unentbehrliche Spurenelemente, etwa Eisen, Kobalt, Nickel, Mangan, Zink, Kupfer und Molybdän, andere überlasten stark die Umwelt, wie Cadmium, Blei, Quecksilber, Chrom. Die meisten Schwermetalle gelangen als Emission über den Wasser- oder Luftweg in die Umwelt und stellen schleichende Gefahren für die menschliche Gesundheit dar.

In der Natur kommen giftige Metalle wie Blei, Cadmium, Quecksilber und Aluminium nur in sehr geringen Mengen vor. Das Problem ist die Industrie, die die Vorkommen abbaut, umbaut und sie letztendlich konzentriert wieder so in der Umwelt verteilt, dass Lebewesen, also auch der Mensch, sie direkt oder indirekt unbemerkt aufnehmen.

Nahrung, Wasser und Luft sind mit diesen stark giftigen Stoffen verschmutzt. Sie neigen dazu, sich im Körper abzulagern, und zwar in Knochen, Leber, Gehirn und in den Nieren.

Vor der Industrialisierung war die Belastung der Stadtbevölkerung, was Metalle angeht, 500- bis 1000-mal geringer als heute, wie Knochenuntersuchungen dokumentieren.

Auch bei nur geringfügiger Belastung tragen giftige Metalle wie

Blei, Quecksilber und Cadmium zu vielen modernen Leiden wie zum Beispiel Krebs, Bluthochdruck und allerlei gesundheitlichen Problemen bei, angefangen schon im Kindesalter. Bei Menschen mit multipler Sklerose und bei Neurodermitikern findet man häufig hohe Schwermetallbelastungen. Bei Alzheimer und Parkinson spielen zum Beispiel Blei, Zinn, aber vor allem auch Aluminium eine entscheidende Rolle. Selbst am Haar- und Zahnausfall können Schwermetalle beteiligt sein. Eigentlich gibt es fast nichts, wo Schwermetalle nicht mehr oder minder eine Rolle spielen können, was sie meistens auch tun. Schon manches ungewollt kinderlose Paar beispielsweise konnte nach einer Schwermetallausleitung eine erfolgreiche Schwangerschaft mit gesundem Baby vermelden.

Chronische Metallbelastungen sind heute sehr viel öfter bittere Realität, als man denkt, und sie werden zu häufig und leider viel zu sehr unterschätzt. Sie sind ursächlich an alltäglichen Erkrankungen mit beteiligt, die ich Ihnen in Folge noch nennen werde. Ja, ich kann aus Erfahrung in meiner Praxis sagen, dass es heutzutage kaum noch chronische Erkrankungen gibt, bei denen eine Schwermetallbeteiligung von vornherein ausgeschlossen werden kann.

Lassen Krankheitssymptome und Vorgeschichte Rückschlüsse zu, kann man bei entsprechend ausgerüsteten Therapeuten eine Belastung schnell und unkompliziert über einen Urintest oder labortechnisch etwas aufwendiger über das Blut nachweisen oder ausschließen lassen.[9] Es gibt auch Labors, die Ihnen über Ihre Haare schnell und unkompliziert mehr über unerwünschte Konzentrationen von Stoffen aussagen können. Mir persönlich scheint allerdings der Weg über den Urin immer direkter und unverfälschter. Fragen Sie bei einem Arzt oder Heilpraktiker in Ihrer Nähe nach.

## Schwermetallbelastungen

Schwermetalle lagern sich bevorzugt in Leber, Nieren, Gehirn, Binde- und Nervengewebe ein und beeinträchtigen zunehmend deren Funktionsweise.

Meistens verlaufen die Erkrankungen schleichend über Jahrzehnte, wobei sie neben Problemen des Verdauungstraktes auch für Depressionen, chronische Kopfschmerzen, Allergien, Gelenkschmerzen, Haarausfall, Zahnprobleme, Hauterscheinungen, Müdigkeit, Antriebslosigkeit und chronische Infekte der oberen Luftwege mitverantwortlich sein können.

Aufgrund des langen Zeitraums, der mitunter zwischen Kontamination und Ausbruch einer Krankheit liegt, sowie vieler verschiedener Symptome ist es auch für den erfahrenen Therapeuten nicht immer einfach, einen direkten Bezug zu einer Schwermetallbelastung herzustellen.

Man sollte auf jeden Fall an Schwermetalle als Ursachen von Krankheitsprozessen denken, wenn ein direkter Kontakt nachweislich über einen längeren Zeitraum stattgefunden hat und auch die typischen Symptome auf das jeweilige Schwermetall zutreffen.

Schwermetallbelastungen stellen generell massive Probleme innerhalb jeder Therapie dar, da sie an vielen Krankheiten direkt oder auch indirekt beteiligt sind. Therapieerfolge hängen daher häufig auch von einer darauf ausgerichteten Diagnose und – wenn »fündig« geworden – von einer gezielten Ausleitungstherapie ab.

## Quecksilber

Quecksilber (Hg) gelangt immer noch in zu großen Mengen in Luft, Böden und Grundwasser, kommt in der Nahrungskette verstärkt in fettem Fisch und Meeresfrüchten vor und führt zu schleichenden Vergiftungen. Der Streit um die seit vielen Jahren bewiesene Schädlichkeit von Amalgamplomben geht weiter. Man weiß schon sehr lange, dass Quecksilberverbindungen bereits in winzigen Konzentrationen giftig sind. Hier sei an das Unglück von Minimata (Japan) erinnert, wo quecksilberhaltige Industrieabfälle ins Meer geleitet wurden und dort zu schweren neurologischen Schäden bei der Bevölkerung und zu geistig behinderten Kindern führten. Industrieemissionen und Mülldeponien sorgen für belastete Böden und Gewässer.

Für schwangere Frauen und ihre ungeborenen Babys ist Quecksilber ganz besonders riskant, weil die Quecksilberionen durch die Placenta hindurchdringen und das Ungeborene gefährden können.

Außerdem treten vor allem folgende Krankheiten und Beschwerdebilder bei einer Quecksilbervergiftung auf: multiple Sklerose, Schüttellähmung, Tumoren, chronische Schmerzen, Migräne, Clusterkopfschmerz, Neuropathien, Neuralgien, Lidkrampf, Gesichtszuckungen, Nierenfunktionsstörungen, chronisches Müdigkeitssyndrom, Herz-Kreislauf-Erkrankungen usw. Einiges davon begegnet uns etwas weiter unten wieder.

Außerdem stört Quecksilber den Stoffwechsel von Eisen, Kupfer, Selen, Zink, Vitamin $B_1$, $B_2$, $B_6$, $B_{12}$ und E, kann also indirekt an vielen zusätzlichen Erkrankungen mitbeteiligt sein. Falls bei einer Diagnose ein Mangel dieser Stoffe zu vermerken sein sollte, ist es sinnvoll, zuerst an Quecksilber zu denken! Ein »Nachkippen« dieser Mineralien und / oder Vitamine hat allerdings überhaupt keinen Sinn, solange Quecksilber oder ein anderes Schwermetall die Resorption blockiert.

Wenn wir vom Quecksilber sprechen, kommen wir am Amalgam nicht vorbei: Zahnamalgam ist eine Mischung, die zu 50 Prozent aus flüssigem Quecksilber und zu 50 Prozent aus einem Alloy (Puder) aus Kupfer, Silber, Zinn, Zink und Spuren anderer Schwermetalle (Palladium) besteht. Dieses Material ist sehr kostengünstig und gut zu verarbeiten, was die Hauptgründe für seine weite Verbreitung als Zahnfüllstoff sind.

Die Schwermetalle aus den Füllungen gelangen durch intensives Kauen, saure und heiße Speisen und nicht zuletzt über die galvanischen Ströme, die durch verschiedene Metallfüllungen (Gold und Amalgam) im Mund entstehen, ins Gewebe.

Anlässlich einer wissenschaftlichen Studie zum Beispiel wurden Schafen kunstgerecht Amalgamfüllungen gelegt, in denen das Quecksilber radioaktiv markiert wurde. So hatte man die Möglichkeit, mittels einer Gammakamera die Verteilung dieses Schwermetalls zu beobachten.

Nach bereits vier Wochen fanden sich hohe Mengen in Lunge, Darm und Kiefer und später in Nieren, Leber, Gehirn, Hypophyse, Schilddrüse, Nebennieren, Bauchspeicheldrüse und Eierstöcken.

Das Quecksilber lagert sich in den Geweben ab, so dass es über eine Blut- oder Urinuntersuchung zu messen ist. Es gibt allerdings Möglichkeiten, es wieder aus dem Körper auszuleiten. Einige Therapeuten, sicher auch in Ihrer Nähe, haben sich darauf spezialisiert.

## Quecksilbergehalt in einigen Lebensmitteln[10]

| Lebensmittel | Quecksilbergehalt (mg / kg bzw. mg / l) |
|---|---|
| Milch | 9 |
| Eier | 3 |
| Rindfleisch | 2 |
| Schweinefleisch | 5 |
| Rinderleber | 21 |
| Schweineleber | 47 |
| Kalbsnieren | 14 |
| Schweinenieren | 246 |
| Süßwasserfische | 271 |
| Seefische* | 196 |
| Hg-Problemfisch** | 1070 |
| Weizen | 7–22 |
| Kartoffeln | 6 |
| Gemüse | 13–47 |
| Pilze | 20–500 |
| Obst | 5–8 |
| Wein | 1 |
| Bier | 2 |
| Trinkwasser | 0,1–3 |
| *Ohne Hg-Problemfische **Heringshai, Dornhai, Blauleng, Heilbutt, Steinbutt, Eishai | |

Diese Werte lassen aufhorchen, bedenkt man, dass die Richt-
werte für eine »vorläufig duldbare« Wochendosis der WHO weit
niedriger liegen, etwa für Milch bei 0,01, für Fleisch bei 0,03
oder Fisch bei 1,0 Milligramm pro Kilogramm bzw. Liter.

Die Universität Erlangen hat im Speichel von Amalgamträgern 4,9 Mikrogramm Quecksilber pro Liter gemessen. Nach zehnminütigem Kaugummikauen kletterten die Werte bis auf knapp 200 Mikrogramm. Die Trinkwasserverordnung erlaubt einen maximalen Quecksilbergehalt von 1 Mikrogramm pro Liter. Zieht man aus diesem Sachverhalt die naheliegenden Konsequenzen, so kommentiert die Internationale Gesellschaft für ganzheitliche Zahnmedizin bissig, »dann müsste den Amalgamträgern – quasi als Schutz vor sich selbst – das Schlucken von Speichel verboten werden«.[11]

Angeblich sind Zahnfüllungen aus Amalgam völlig ungefährlich. Wenn Ihr Zahnarzt aber Ihre Amalgamfüllungen entfernt, ist er allerdings gesetzlich verpflichtet, die entfernten Plomben als Sondermüll zu entsorgen. Seit wann ist Sondermüll ungefährlich?

## Mögliche Begleiterscheinungen einer chronischen Amalgambelastung[12]

Allergien, Hautekzeme, allgemeine Schwäche, Herzrhythmusstörungen, Asthma, Hörstörungen, verwaschene Aussprache, Infektanfälligkeit, Aufbrausen, Kopfschmerzen, Migräne, Bronchitis, Bauchschmerzen, *Leberschaden*, Lungenentzündung, Blutarmut, Menschenscheu, niedriger Blutdruck, reduzierte Merkfähigkeit, Metallgeschmack, Depressionen, Magenschmerzen, Zungenbrennen, Durchfälle bis zur Colitis ulcerosa, Empfindungsstörungen, Mundzucken, Energielosigkeit, Nervosität, Nasennebenhöhlenentzündungen, Epilepsie, Ermüdung, Psychosen, Frösteln, Reizbarkeit, Gelenkschmerzen, Sehstörungen, Schwindel, Schilddrüsenüberfunktion, hartnäckiger Schnupfen, Trigeminusneuralgie, Schreckhaftigkeit, Stimmungsschwan-

kungen, Erschöpfungssyndrom, Schwäche, Benommenheit, Gedächtnisstörungen, Irritabilität, Depression, emotionale Labili-
tät, Schlaflosigkeit, Taubheitsgefühl, Bluthochdruck, Tremor,
Koordinationsstörungen, Störung der Bewegungsabläufe, akute oder chronische Schleimhautentzündung des Darms, Nie-
renschädigung, akute Hautentzündung; eventuell auch mit
Lymphabsonderung, Bläschen, Krusten, Schuppenbildung, Zustände krankhaft gesteigerter Erregung.


## Blei

Die Bleibelastung der Umwelt wuchs mit zunehmender Industrialisierung ebenfalls. In der zweiten Hälfte des 20. Jahrhunderts
war die Konzentration des Schwermetalls in der Luft bereits 400-
mal so hoch wie 800 v. Chr.[13] Analysen menschlicher Knochen
ergaben einen mindestens hundertmal so hohen Bleigehalt wie
vor circa 1600 Jahren. Viel Blei stammt aus dem Fahrzeugver-
kehr und aus Müllverbrennungsanlagen, es belastet oberflächlich
die Pflanzen durch bleihaltige Stäube (weswegen man Gemüse
und Obst immer gründlich in lauwarmem Wasser waschen und
mit Küchenkrepp trockenreiben muss). Landwirtschaftliche Böden sind durch schwermetallhaltige Mineraldünger und Klärschlämme belastet. Erhöhte Bleikonzentrationen in Konserven
stammen von den Lötstellen der Weißblechdosen (man sollte
also keine Lebensmittel in geöffneten Dosen stehen lassen). Blei
kann vereinzelt auch noch aus alten Trinkwasserrohren gelöst
werden. Zigaretten und Kerzen sind weitere Bleiquellen.
Eine Bleivergiftung ist möglich durch die Aufnahme von Blei
über den Magen-Darm-Trakt, durch das Einatmen oder auch
über die Haut, unter anderem durch Berufe, in denen noch mit

bleihaltigem Material gearbeitet wird, durch besagte bleihaltige Wasserleitungsrohre in alten Häusern oder auch durch bleihaltige Salben (so etwas Widersinniges gibt es in der Tat noch). Nach Angaben des Umweltbundesamtes (UBA) wurden vor allem in Nord- und Ostdeutschland Bleileitungen noch bis Anfang der 1970er Jahre eingebaut. Dort lässt sich der aktuelle Trinkwassergrenzwert für Blei in Höhe von 25 millionstel Gramm pro Liter ($\mu$g/l) nicht überall einhalten. Vom 1. Dezember 2013 an werde der Grenzwert auf 10 $\mu$g/l gesenkt. Es gebe deutliche Hinweise darauf, dass knapp 3 Prozent der Haushalte mit drei- bis vierzehnjährigen Kindern diesen künftigen Grenzwert nicht einhielten, schreibt das UBA und rät dringend dazu, alte Bleileitungen zu ersetzen.

Folgen einer übermäßigen Bleibelastung sind Lernschwächen, verminderte Intelligenz und Hyperaktivität von Kindern, da sie Blei verstärkt aufnehmen (Erwachsene haben eine Bleiresorption von 10 Prozent, bei Kindern liegt sie bei 50 Prozent), geschwollenes Zahnfleisch, Appetitmangel, Erbrechen, Wahnvorstellungen, Bauchkrämpfe, Durchfall, Bluthochdruck, Depressionen, Zittern der Gliedmaßen, Muskelschwund, multiple Sklerose, Erschöpfung, Reizbarkeit, Krebsrisiko, Gelenkschmerzen, Herzerkrankungen, Gicht, Immunschwäche, Schlaflosigkeit, chronische Kopfschmerzen, Verstopfung, harter Stuhl (klumpig und schwarz), »Beine so schwer wie Blei«, Lähmungen des Darmes, geistige Schwäche. Blei blockiert außerdem den menschlichen Stoffwechsel von Eisen, Calcium, Phosphor, Zink, Vitamin C und D.

In unserer Praxis erschien vor einigen Jahren ein Mann Ende fünfzig, er war Frührentner. Seiner Vorgeschichte konnte ich entnehmen, dass er die letzten drei Jahre verschiedenste Spezialisten aufgesucht hatte, die sich alle mehr und mehr auf die Diagnose Parkinson im fortgeschrittenen Stadium verlegt hatten. Der

Mann zitterte fortwährend an Armen und Händen, zeitweilig schüttelte es seinen ganzen Körper. Begonnen hatte alles acht Jahre zuvor mit starken Verdauungsbeschwerden und Koliken im gesamten Bauchraum, die sich immer mehr verstärkten.

Nachdem ich die gesamten vorherigen Diagnosen durchgelesen hatte, die mir Informationen darüber gaben, was es nicht sein konnte, begann sich langsam ein Verdacht herauszukristallisieren, als ich ihn bat, mir einmal seine Zunge zu zeigen. Sie zitterte und hatte eine Rötung am Rand. Das Zahnfleisch war geschwollen, und die blaue, linienartige Verfärbung an den Rändern ergab für mich den eindeutigen Hinweis auf eine Bleivergiftung.

Eine Viertelstunde später hatte ich die Bestätigung anhand eines speziellen Urintests, durch den ich eine hohe Konzentration an Blei feststellen konnte. Aber woher hatte er das Blei in dieser enormen Menge? Er hatte zwar bei der Anamnese angegeben, dass er in einem Restaurant arbeitete, aber nicht, dass dazu auch eine Tankstelle gehörte, in der er über zwanzig Jahre lang täglich ausgeholfen hatte. Tetraethylblei, das dem Superkraftstoff als Zusatz zwecks Klopffestigkeit diente, wurde über die Luft eingeatmet und verursachte so diese Probleme.

Kurze Zeit später gab ich ihm mehrere Injektionen eines Schwefelpräparats (DMPS), dessen therapeutische Wirkung darauf zurückzuführen ist, dass es eine Verbindung mit dem Blei eingeht. So erst konnte das Blei über die Nieren ausgeschieden werden, und der Mann fühlte sich nach vier Wochen wie neugeboren.


## Cadmium

Cadmium ist eines der bedeutendsten Umweltgifte. Es gelangt über Müllverbrennung und Klärschlämme in die Böden, wo es sich ansammelt und über Pflanzen und Tiere in den menschlichen Organismus kommt. Gemäß der Weltgesundheitsorganisation WHO beträgt die für den Menschen duldbare Menge 0,4 bis 0,5 Milligramm pro Woche. Nach aktuellen Erhebungen sollen 60 Prozent der deutschen Bevölkerung diesen Wert bereits sichtlich überschritten haben.

Ursachen einer Cadmiumüberbelastung sind Zigarettenrauch, bestimmte Nahrungsmittel, insbesondere Getreide und Kartoffeln, diverse Getränke, Instantkaffee, Konservendosen, Gelatine, Austern und Muscheln aus verseuchten Gewässern, Rostschutzmittel, Insektizide, Sanitäranlagen und Farben (insbesondere Rot- und Gelbtöne).

Die möglichen Folgen sind ein erhöhtes Krebsrisiko, Fruchtbarkeits- und Wachstumsstörungen, Gelenkschmerzen und -entzündungen, Knochenstörungen (Entkalkungskrankheiten), das sogenannte Cadmium-Erschöpfungssyndrom, Rücken- und Beinschmerzen, gelbe Zähne, Haarausfall (der selten genetisch bedingt ist), trockene, schuppige Haut, Lungenfunktionsstörungen, ein übermäßiges Vorkommen von Luft bzw. Gasen im Körper, Anämie (Eisenmangel), Herzkrankheiten, Bluthochdruck, Lernschwäche, Hyperaktivität, Immunschwäche, Infektanfälligkeit, Nierensteine, Nierenschädigungen, diffuse Ausfällung und Einlagerung von Kalksalzen in den Nieren mit nachfolgender Bindegewebsvermehrung und Harnabflusshemmung sowie Zinkmangelerscheinungen. Cadmium stört den Stoffwechsel von Eisen, Kupfer, Zink, Vitamin D und E.

## Kupfer

Zu einer Kupfervergiftung kann es aus verschiedenen Gründen kommen. Diese werden am besten verständlich, wenn man den normalen Kupferstoffwechsel vor Augen hat. Das »Nahrungskupfer« wird vor allem im Zwölffinger- und im oberen Dünndarm aufgenommen und über das Blut in die Leber transportiert.

Zu einer vermehrten Kupferaufnahme kann es kommen durch Trinkwasser, das durch Kupferrohre fließt. Auch Kaffeeautomaten können dazu beitragen, ebenso kupfernes Kochgeschirr, das nicht mit Edelstahl legiert ist. Weine, besonders Weißweine, enthalten auch des Öfteren Kupfer durch die Pestizidbehandlung mit Kupfersulfat, vor allem die aus dem Ausland außerhalb Europas, und nicht zuletzt durch die schwangerschaftsverhütende Intrauterinspirale.

Vermehrte Kupferabgaben im Blut und Urin entstehen bei direkten Kupfervergiftungen, rheumatischen Erkrankungen und bei Tumoren. Aber auch irrationale Verhaltensweisen können für eine Belastung verantwortlich sein, wie folgendes Beispiel zeigt.

Ein Patient nahm über 30 Monate lang täglich 30 Milligramm, dann für neun Monate 60 Milligramm Kupfer oral zu sich, um seine sportliche Leistungsfähigkeit zu steigern. Er entwickelte eine schwere Leberzirrhose mit einem Kupfergehalt von 3230 Mikrogramm pro Deziliter (normal wäre ein Pegel von etwa 50 Mikrogramm). Seine Leber musste transplantiert werden.

## Chronische Kupfervergiftungen in Deutschland[14]

Seit 1978 tritt in Deutschland vermehrt eine Erkrankung auf, welche überwiegend Säuglinge und Kleinkinder befällt, sich vor allem als *Lebererkrankung* äußert und deren Ursache zunächst unerkannt blieb. Erst 1986 wurden Ursache und Pathogenese der Erkrankung aufgedeckt: Die Kinder, fast ausschließlich Säuglinge, hatten eine Vergiftung erlitten durch Kupfer im Trinkwasser, das aus kupfernen Leitungen stammte und mit dem die Milchnahrung für die Säuglinge zubereitet worden war. Ursache für die Kupferkontamination des Trinkwassers sind zersetzende Prozesse in den Leitungen, in deren Folge Kupfer in das von Natur aus fast kupferfreie Trinkwasser gelangt. Als chronische Vergiftung erkannt wurde die Erkrankung durch eine starke Kupferanreicherung in der Leber der Patienten, die nur auf eine überhöhte Kupferzufuhr mit der Nahrung zurückgeführt werden konnte.

Histopathologische Untersuchungen der Leber der Kinder deckten eine Zirrhose auf, die identisch war mit einer bis dahin überwiegend in Indien aufgetretenen Lebererkrankung, der sogenannten Indian Childhood Cirrhosis. Für diese Erkrankung, deren Ursache man fast hundert Jahre nicht erkannte, war kurz zuvor ebenfalls Kupfer als Ursache entdeckt, aber nur von wenigen Untersuchern akzeptiert worden. Weitere Analysen in Indien und auch die Beobachtungen in Deutschland haben dann das Kupfer als Krankheitsauslöser gesichert.


Ein Ehepaar, beide so um die dreißig, begab sich einst in meine Behandlung. Wie die meisten Patienten hatten auch diese mehrere Behandlungsstationen durchlaufen, aber ihr Zustand war noch nicht nennenswert gebessert. Das Interessante bei den beiden war, dass sie ähnliche Symptome aufwiesen. Auch eine bioelektronische Funktionsdiagnostik über Blut-, Speichel- und Urin zeigte erstaunliche Übereinstimmungen.

Die Symptome passten allesamt auf das Metall Kupfer (Koliken mit schwarzem Stuhl, Bauch hochempfindlich, starker Schwindel im Kopf). Die Symptome waren dennoch sehr allgemein, daher war es nicht einfach, auf die Ursachen zu kommen.

Bei der gesonderten Testung auf Schwermetalle kam Kupfer in hoher Konzentration zutage. Durch Ausleitung mit Dimaval war der Spuk nach zwei Wochen vorbei. Innerhalb dieser zwei Wochen wurde auch der Verursacher dieser hohen Kupferbelastung gefunden. Es war der neue hochmoderne Kaffeeautomat im Büro, der erst seit ein paar Monaten in der Firma installiert war. Bei allen Mitarbeitern, die auch ihre heißen Getränke von der Maschine genommen hatten, ergab sich das gleiche Resultat. Auch hier brachte die Ausleitung den gewünschten Erfolg. Manchmal bedeutet Naturheilkunde Routine, in der Regel aber ist es detektivische Kleinstarbeit, die mitunter erst durch beharrliche Recherchen zum Ziel führt.

## Aluminium

Aluminium ist zwar kein Schwer-, sondern ein Leichtmetall, aber bezüglich unserer (Leber-)Gesundheit kann es eine nicht unerhebliche Rolle spielen und wird auch in diesem Zusammenhang aufgeführt.

Aluminiumsilikat ist eine natürlich vorkommende Kieselverbindung, die ebenso unter dem Namen »Kaolin« bekannt ist. Es handelt sich dabei um ein feines Pulver, das auch als Kieselsäure deklariert werden darf und als Nahrungsmittelzusatzstoff die Nummer E 559 trägt.

Aluminium wird durch die zunehmende Säurebelastung der Böden vermehrt von den Pflanzen aufgenommen. Wir bekommen mit der Nahrung täglich im Durchschnitt 25 Milligramm Aluminium automatisch. Wenn Speisen nun noch im Aluminiumgeschirr zubereitet (saure Lebensmittel lösen viel Aluminium aus dem Topf!) und in Alufolie aufbewahrt werden, kann sich die Aufnahme mal locker um das Zwei- bis Dreifache erhöhen.

In Backpulver, Weißmehl (als Bleichmittel), Tütensuppen und Soßenpulvern, Schmelz- und verpacktem Scheibenkäse sowie in sauer eingelegten Gemüsekonserven steckt Aluminium. Außerdem wird es noch als Antiklumpmittel in Kaffeeweißern, schwarzem Tee, Salz und Gewürzen benutzt und dient als pulvrige Beschichtung auf Kaugummistreifen.

Als feines Pulver wird es dazu verwendet, um als Trennmittel pulverförmige Lebensmittel rieselfähig zu halten, und sein sehr feines Pulver kann hervorragend Farbstoffe und Emulgatoren in den Lebensmitteln verteilen. Häufig findet man es auch in Sahneersatz und auf Soja basierenden Muttermilch-Ersatzstoffen, was die Aufnahme des Metalls für Säuglinge extrem gefährlich macht.

Aluminiumverbindungen finden sich außerdem in Körperpflegemitteln (Deo, Körperpuder, Zahnpasta), in Medikamenten gegen Magenübersäuerung (Antazida), Durchfallmitteln (Kaolin, Attapulgite, Bolus) und in manchen Blutfettsenkern (Cholesterinpräparate, Aluminiumclofibrat). Hinzu kommen Industrieemissionen aus der Herstellung von Aluminium, der Papier-, Glas-, Porzellan- und Textilindustrie.

Aluminium kann an Anämie beteiligt sein, weil es dieselben Speichereiweiße wie Eisen besetzt. Es gibt zahlreiche Hinweise darauf, dass Aluminium als sogenanntes Metallöstrogen die Wirkung der weiblichen Geschlechtshormone beeinflusst und so unter anderem die Fortpflanzungsfähigkeit beeinträchtigt.[15]

Es kann nicht nur den Knochenstoffwechsel beeinträchtigen und Arthritis begünstigen, sondern wird ebenso mit Muskelentzündungen, Störungen der Bewegungsabläufe, diffusen Entzündungen der Speiseröhre, Koliken, Entzündungen des Magen-Darm-Traktes, Leberfunktionsstörungen und Lufthungergefühl bis zur Atemnot in Verbindung gebracht. Aber viel schlimmer noch, führt es zu Beschwerden des Nervensystems wie zum Beispiel Gedächtnis- und Sprachstörungen, Antriebslosigkeit und Aggressivität und auf jeden Fall mit der Zeit zu Leber- und Nierenschädigungen. Es steht wie gesagt im Verdacht, die Alzheimer-Krankheit mitzuverursachen.

Die Kombination von Geschmacksverstärkern wie Glutamaten und Monoglutamaten, künstlichen Süßstoffen wie ganz besonders Aspartam, in Verbindung mit Aluminium, Quecksilber und Blei kann auf jeden Fall die Entstehung verschiedener Erkrankungen wie Alzheimer und Parkinson begünstigen. Glutamat und Aspartam docken nachweislich direkt an den Synapsen der Hirnzellen an und überregen sie bis zum völligen Zusammenbruch.[16]

Folgende Zeichen können für eine ernstzunehmende Aluminiumbelastung sprechen: Muskelschmerzen, Störung der Bewegungsabläufe, diffuse Entzündung der Speiseröhre, Koliken, Entzündungen innerhalb des Magen-Darm-Trakts, Leberfunktionsstörung, Lufthungergefühl bis Atemnot, Sprachstörungen und Koordinationsstörungen.

Außerdem stört Aluminium den Stoffwechsel von Calcium, Chrom, Eisen, Fluor, Kupfer, Magnesium, Phosphor, Silizium, Zink, Vitamin $B_6$ und D.

## Schwermetalle austesten und ausleiten

Der sogenannte MK-Schwermetalltest[17] ist ein Verfahren, bei dem einfach über den Urin, eine pH-Berichtigung und eine spezielle Testsubstanz fünf Schwermetalle (Blei, Quecksilber, Cadmium, Kupfer und Zink) auf Vorhandensein getestet werden können. Da jedes Metall ein unterschiedliches Farbspektrum aufweist, werden die Testergebnisse auch durch unterschiedliche Farben aufgezeigt.

Der Test eignet sich nicht nur optimal zur Diagnose einer Schwermetallbelastung, sondern auch als Nachweis der Notwendigkeit einer Ausleitungstherapie, zur Identifizierung belasteter Umweltstoffe und zur Überprüfung der Wirksamkeit der verwendeten Ausleitungsverfahren.

Im Falle von Schwermetallbelastungen gibt es verschiedene Möglichkeiten der Ausleitung, zum Beispiel:

- die Phönix-Entgiftungstherapie, ein bewährtes Ausleitungsverfahren (siehe Teil II, »Die zwölf Begleittherapien«, Abschnitt 10).
- Auch homöopathische oder pflanzliche Mittel können bei einer leichten Belastung weiterhelfen. Sprechen Sie mit Ihrem Therapeuten zwecks Ermittlung eines individuell abgestimmten Mittels.
- Bei starker Konzentration von Schwermetallen im Urin habe ich persönlich sehr gute Erfahrungen mit intravenösen DMPS-Spritzen gemacht (nur unter therapeutisch erfahrener Begleitung, siehe Kasten).

### Dimercaptopropansulfonsäure (DMPS)[18]

DMPS wird eingesetzt bei Blei-, Arsen-, Quecksilber-, Gold-, Bismut-, Antimon-, Kupfer- und Chromvergiftungen. Bei Intoxikationen mit Thallium, Selen, Eisen oder Cadmium ist das Mittel nicht sinnvoll. DMPS wird als wasserlösliches Salz eingesetzt und kann somit auch langsam intravenös verabreicht werden, was bei stärkeren bis starken Vergiftungen sinnvoller ist als die Einnahme von Tabletten.
Die Anwendung von DMPS kann, wie bei jedem Medikament, mit Nebenwirkungen verbunden sein. Ich habe bis heute zwar bei den Patienten, bei denen die intravenöse Verabreichung notwendig war, keinerlei Unverträglichkeiten beobachten können. Die Anwendung sollte trotz allem nur unter fachkundiger Aufsicht erfolgen.

Die Wirkungsweise von DMPS beruht darauf, dass die Metalle mit dem Schwefel des Medikaments einen sogenannten Chelatkomplex bilden und so über die Nieren ausgeschieden werden können.

## Leberschäden durch Alkohol

Nicht nur häufig versteckte Gifte wie Chemikalien oder Schwermetalle machen der Leber das Leben zur Hölle, sondern vor allem auch Toxine in Form von Genussgiften, die man sich selbst zumutet. An vorderer Stelle steht da der Alkohol. Es spricht sicher nichts gegen »ein Gläschen in Ehren«, das sogar eine wohltuende Wirkung haben kann (wir wissen ja: »Nur die Dosis macht das Gift«). Vielmehr geht es um die Tendenz, den Alkoholkonsum zu übertreiben, was nicht nur zur körperlichen Beeinträchtigung, vor allem der Leber, führen kann, sondern auch nachhaltige psychische Auswirkungen hat, die das Leben ganzer Familien zerstören können.

»Alkohol und Nikotin rafft die halbe Menschheit hin, doch nach gutem, altem Brauch stirbt die andere Hälfte auch«: Derlei trockene Truismen gibt es viele, und sicher sind sie nicht alle im nüchternen Zustand gereimt worden. Ganz gewiss werden wir alle dereinst den Weg ins Grab finden. Das Wann und vor allem das Wie jedoch, das sind hier die entscheidenden Punkte.

Eine weitere Binsenweisheit ist, dass unsere östlichen Nachbarn viel Alkohol konsumieren. So sprechen auch die Statistiken eine beredte Sprache, wenn es um die kausalen Zusammenhänge zwischen dieser Gewohnheit und der Lebenserwartung der Bevölkerung geht: Das Sterbealter in Russland lag für Männer im Jahr

2007 bei 61 Jahren, für Frauen bei 74 Jahren (in Deutschland durchschnittlich bei 77 Jahren).[19] Die extrem niedrige Lebenserwartung von russischen Männern ist nach Einschätzung des Rostocker Max-Planck-Instituts für demographische Forschung hauptsächlich auf »übermäßigen Alkoholkonsum« zurückzuführen.

Aber auch in Deutschland konsumieren zehn Millionen Menschen tagtäglich Alkohol in riskanter Weise; das heißt, sie trinken vier- bis fünfmal mehr, als von der WHO als risikoarme Menge angegeben wird (zwei Gläser Wein bei Männern bzw. ein Glas bei Frauen). Viele sind sich dessen nicht bewusst, manche haben versucht, weniger zu trinken – doch »es klappte nicht«. Daran, gar nichts Alkoholisches zu trinken, wird nicht gedacht. Nichtkonsum ist verdächtig, unpopulär und wird mancherorts sogar diskriminiert. »Der Großteil meiner Leser gehört dieser Gruppe (oder Masse?) an«, sagt Johannes Regnitz, Autor des Buches *Cool ohne Alk*.[20] Die Merkmale dieser »Gruppe« seien:

— Sie ist eher männlich als weiblich (obwohl die Zahl der Frauen stetig zunimmt).
— Sie steht in Beruf und Familie ihren Mann (ihre Frau).
— Sie empfindet ein allabendliches Glas (Fläschchen?) Wein oder Bier als normal (oder sogar gesund).
— Sie hat wegen ihres Trinkens manchmal ein schlechtes Gewissen.
— Sie befürchtet durchaus Folgen für ihre Gesundheit.
— Sie ist zwischen dreißig und sechzig Jahre alt.[21]

Diese Personengruppe wird sich niemals als »Alkoholiker« einordnen lassen, obwohl sie genau weiß, dass sie ein Alkoholproblem hat, und dieses insgeheim auch gern lösen würde.

70

## Wie kommt es zur Alkoholabhängigkeit?

Viele Wege führen in die Abhängigkeit von süchtig machenden Substanzen. Es gibt zum Beispiel Menschen, denen es an sozialen Fähigkeiten mangelt, etwa Durchsetzungsvermögen und Selbstbehauptung. Das kann auf einer persönlichen Schwäche beruhen, aber auch durch seelische Verletzungen hervorgerufen werden. Diese Menschen kommen immer wieder mit sich selbst und mit anderen in Konflikt und leiden auch darunter. Dadurch entstehen und verstärken sich negative Gefühle wie Minderwertigkeit und Selbstzweifel.

Diese Menschen verspüren den starken Drang, etwas gegen ihre negativen Gefühle unternehmen zu müssen. Machen sie dann beispielsweise mit Alkohol oder auch anderen Drogen die Erfahrung, dass sie sich dadurch besser fühlen, möchten sie das Gefühl immer wieder erleben. Irgendwann tritt durch die Wiederholung eine körperliche und seelische Gewöhnung ein, die der erste Schritt in die Sucht ist.

Besonders gefährlich ist es, wenn der betreffende Mensch in einem sozialen Umfeld lebt, in dem mit Suchtmitteln wie Alkohol relativ leichtfertig umgegangen wird. Ein solches Umfeld ist der ideale Nährboden für Suchtkrankheiten.

Aber auch aus einem gesellschaftlichen Muss kann sehr leicht solch ein gesellschaftliches Tabu werden. Fast überall gehört es dazu, Alkohol zu trinken, sei es bei einem Empfang, einer Familienfeierlichkeit oder bei der Feier mit Freunden. Wer nicht mitmacht, wird leicht zum Außenseiter. Aber was passiert, wenn für den einen oder anderen das Trinken zum Problem wird? Aus dem beliebten und allseits akzeptierten Gesellschaftstrinker wird relativ schnell der abgelehnte Suchttrinker. Die Situation wird für alle nur noch peinlich, man wendet sich von diesem Menschen ab und verheimlicht und vertuscht das Alkoholproblem auch vielfach.

In dem Moment, wo Alkohol als »Problemlöser« eingesetzt wird, hat die Sucht schon begonnen. Der Mensch kann ab einem gewissen Punkt seinen eigenen Alkoholkonsum nicht mehr steuern. Er hat den sogenannten Kontrollverlust.

Es ist nicht entscheidend, was und wie viel man trinkt. Es gibt genügend Alkoholkranke, die täglich »nur« ihre »fünf Bierchen« trinken. Sie sind prinzipiell jedoch ebenso abhängig wie jemand, der täglich zwei Flaschen Schnaps benötigt. Denn in dem Moment, in dem der »seelische Durst« mit Alkohol gestillt wird, handelt es sich um »süchtiges Trinken«.


Alkohol gelangt zu 80 Prozent durch den Dünndarm und zu 20 Prozent durch den Magen direkt in die Blutbahn. Die Dauer des Alkoholübergangs in das Blut ist abhängig von der Trinkgeschwindigkeit, von der Art, der Menge und der Konzentration des alkoholischen Getränks sowie von der Menge und Art der im Magen enthaltenen Lebensmittel.

Bei Kohlendioxid im Getränk, wie etwa bei Sekt, wird die Alkoholaufnahme beschleunigt, während nach dem Verzehr besonders fetthaltiger Nahrung die Alkoholresorption nicht verhindert, sondern nur verzögert wird. Da aber fetthaltige Nahrung auf ihre eigene Art das Leber-Gallen-System überlastet, ist von einem übermäßigen Fettverzehr vor zu erwartenden Gelagen dringend abzuraten.

Am besten wäre es natürlich, keinen oder nur sehr wenig Alkohol zu trinken und, wenn es tatsächlich mal zum Gelage kommt, daran zu denken, zumindest sein Verhältnis von einem Teil Wasser zu einem Teil Alkohol einzuhalten, noch besser drei Teile Wasser zu einem Teil Alkohol. Die alten Griechen tranken zu Festen immer Wein. Aber lediglich drei Teile Wasser zu einem Teil Wein. Nur ganz edle Tropfen nippte man ab und an vorsichtig pur. Mehr als einen Schwips zu haben war verpönt. Wie wär's denn probeweise mal mit einem solchen »Trinkverhalten«?

Nur kräftig verdünnt oder minimiert auf ein Gläschen, kann man so vielleicht von Alkohol als »Medizin« sprechen. Die chinesische Heilkunde ordnet zum Beispiel dem Rotwein eine stark austrocknende Qualität zu (die Haut wird schneller faltig). Nur eben durch zusätzliche Flüssigkeitszufuhr von Wasser hebt sich die austrocknende Wirkung wieder auf. In der chinesischen Ernährungslehre kompensiert man diese Wirkung also genau damit, dass man zu einem Glas Rotwein drei Gläser lauwarmes Wasser trinkt. Da kann man auch lange auf einen Schwips warten …

Chemisch betrachtet, wird Alkohol in der Leber zunächst zu Acetaldehyd abgebaut, das sich bei Leberfunktionsstörungen oder bei der Einnahme bestimmter Medikamente so anhäufen kann, dass es zu Fieberanfällen, Kopfschmerzen und Übelkeit führt. Im Normalfall wird Acetaldehyd in einer funktionstüchtigen Leber sofort in Acetat umgewandelt, und dieses wird dann schließlich zu ungefährlichem Kohlendioxid und Wasser abgebaut.

Der Stoffwechsel passt sich geringfügig an eine regelmäßige Zufuhr größerer Alkoholmengen an, indem er höhere Abbauraten erreicht. Es ist aber nicht empfehlenswert, auf diese »erhöhte Leistung« im Laufe der Jahre hinzuarbeiten, da die Leber dafür andere Aufgaben stark vernachlässigen muss.

Alkoholschäden der Leber treten in drei Formen respektive Schweregraden auf:

1. Die *Fettleber* hat noch sehr gute Rückbildungschancen, wenn sie rechtzeitig erkannt wird und man konsequent auf Alkohol verzichtet.
2. Die *alkoholische Hepatitis* erscheint erst nach einem längeren Zeitraum starken Alkoholkonsums und ist weit gefährlicher als die Fettleber. Häufig entsteht aus ihr eine Bauchwassersucht oder eine Blut- und Giftstauung in der Leber. Diese Krankheit kann sogar dann weiter fortschreiten, wenn die Betroffenen abstinent geworden sind. Bei der schwer verlaufenden Form liegt die Sterblichkeit bei bis zu 60 Prozent.
3. Die *Leberzirrhose* ist das größtenteils unheilbare Endstadium eines schwereren Leberschadens.

## Wenn unsere Leber sprechen könnte

Lieber Gustav, du musstest ja unbedingt dieses letzte Bier auf der Party haben, stimmt's? Noch nicht einmal deine schwere Zunge und deine Gleichgewichtsstörungen haben dich davon abgehalten, weitere Gläser in dich hineinzuschütten. Du hast auch nicht bemerkt, dass niemand mehr gelacht hat und dass die Gäste sich von deiner Umarmerei eher angewidert als herzlich umarmt fühlten. Auch auf deine gelallte und sowieso unqualifizierte Aussage hin »Zwischen Leber und Milz passt immer noch ein Pils« hatte keiner mehr Lust mitzumachen, geschweige denn, darüber zu lachen. Eins sei dir aber gesagt: Zwischen mich und die Milz passt niemals ein Pils! Spar dir also in Zukunft deine debilen Sprüche, deren Folgen ich im wahrsten Sinn des Wortes auszubaden habe.

Was du mir antust, das tust du dir selbst auch an. Die Nachwehen am nächsten Tag nimmst du in Kauf, machst halt alles ein bisschen »moderater«, wie du dich so bemäntelnd ausdrückst, wenn du deinen »Hangover« auskurieren musst.

Was ist mit mir? Nix mit moderat!

Während du dich mit Kaffee abfüllst, um wieder einen klaren Kopf zu bekommen, frag ich mich: »Wofür? Nur um dir später wieder die Kante zu geben?« Du hast sie wohl nicht mehr alle! Schaffst du es überhaupt noch ein paar Tage »ohne«? Was du da machst, ist Selbstmord auf Raten! Kannste auch schneller kriegen. Die letzte Rate bei mir hast du gestern fast abbezahlt. Ab jetzt gibt es keinen Warnschuss mehr. Was für einen Zirkus hab ich veranstaltet, um dich alten Suffkopp zu warnen! Die Haut und die Nieren haben mich bei dem ganzen Brimborium unterstützt. Alt, richtig alt siehst du aus – »verlebt«, wie man so schön sagt, »versoffen« würde besser passen.

Ein Reibeisen, deine Haut. Verschrumpelt und aufgedunsen und an manchen Stellen sogar schon blau. Die Äderchen in deinem Gesicht – und dann erst die geschwollene Nase, die schon im Dunkeln leuchtet. Und nicht zu vergessen die besonders schön gequollenen Tränensäcke. Mit einer Zipfelmütze würdest du allenfalls noch einen Vorgartenzwerg der traurigen Gestalt abgeben. In den Augen deiner Freunde, Bekannten und Mitarbeiter bist du eh schon auf ein vergleichbares Niveau gesunken. Die Einzige, die noch zu dir hält, ist deine Frau. Warum? Das ist mir wie jedem anderen sowieso ein Rätsel, weil es mit der Liebeslust nun ja auch wohl nur noch beim Sprücheklopfen klappt. Wenn du jetzt nicht mal langsam über dich hinauswächst, ist es bald ganz vorbei. Die Gefühle verkümmern – mit allem, was dazugehört, deine Lust und Laune werden zu Spielbällen des Moments, unkontrollierbar, aggressiver und flatterhaft, genauso wie dein Kreislauf und dein Blutdruck.

Es ist fünf vor zwölf, mein Lieber! Abstinenz und Umkehr sind dringend angesagt. Du glaubst, du hättest den Alkohol im Griff, aber in Wirklichkeit verläuft es genau umgekehrt.

Beweise es dir selber, wenn schon nicht anderen, dass Alkohol dich nicht beherrscht.

Lass die Finger von jeglichem Genussmittel mal wenigstens für sechs Wochen!

Schaffst du das?

Wenn nicht, dann such dir schon mal jemanden, der in Zukunft meinen Platz einnehmen soll ... Ich verschwinde dann nämlich bald auf Nimmerwiedersehen!

*Deine täglich für dich kämpfende Leber*

## Die Konsequenzen chronischen Alkoholmissbrauchs[22]

Die folgende zusammenfassende Aufzählung ist nur ein Ausschnitt von wesentlich mehr Folgen, die ein übermäßiger Alkoholkonsum haben kann. Sie erhebt keinen Anspruch auf Vollständigkeit. Man sollte auch daran denken, dass Alkohol die toxische Wirkung von anderen zellschädigenden Substanzen verstärkt und in Kombination mit diesen lebensbedrohliche Auswirkungen haben (Medikamente, Schwermetalle und sonstige Alltagsgifte):

- *Alkoholvergiftung (akute Alkoholintoxikation):* Bei einer Blutalkoholkonzentration ab circa 3 Promille bieten die meisten Menschen das Bild einer schweren Alkoholintoxikation. Allerdings kann die Verträglichkeit je nach Toleranzlage schwanken. Ab 5 Promille ist in der Regel mit einem tödlichen Ausgang zu rechnen, sofern nicht unverzüglich eine kompetente Behandlung einsetzt.

— *Entzugserscheinungen (Alkoholentzugssyndrom):* Sie treten auf,
wenn der »nasse Alkoholiker« seine Alkoholzufuhr unterbricht
oder einschränkt. Sie zeigen sich in unterschiedlichen Schweregraden. Folgende Symptome können auftreten: Magen-
Darm-Störungen (Brechreiz, Durchfälle), Schlafstörungen,
starkes Schwitzen, neurologische Störungen (Zittern, Sprachstörungen, epileptische Anfälle, starke Nervosität), psychische
Störungen (Unruhe, depressive Verstimmungen, plötzlich auftretende Aggressionen, Angstzustände, Halluzinationen, Bewusstseinsstörungen), Delirium.

— *Alkoholdelir (Delirium tremens):* Das Delirium ist die schlimms-
te Alkoholentzugserscheinung. Es kann aber auch durch einen
bestehenden hohen Blutalkoholspiegel auftreten. Das Alko-
holdelirium stellt eine lebensbedrohliche Krankheit dar und
bedarf sofortiger stationärer Behandlung. Anzeichen eines Deliriums sind Bewusstseinsstörungen, Angstzustände, starkes
Zittern, epileptische Anfälle und Halluzinationen (die be-
rühmt-berüchtigten »weißen Mäuse« eben).

— *Persönlichkeits- und Hirnleitungsveränderung (organisches Psy-
chosyndrom):* Diese Symptome zeigen sich durch Störungen
des Gedächtnisses, der Feinmotorik, der Aufmerksamkeit und
Konzentrationsfähigkeit. In schweren Fällen können Störungen der Antriebsleistung und Depressionen auftreten. Bei
strikter Abstinenz kann sich dieses Krankheitsbild wieder zu-
rückbilden. Denkstörungen, Vergesslichkeit, gestörte Reali-
tätswahrnehmung, Psychosen gehören auch dazu.

— *Schädigung der Nervenbahnen (Alkohol-Polyneuropathie):*
Diese Störungen treten bei circa 20 Prozent der Alkoholiker
auf. Sie sind erkennbar beispielsweise durch Taubheitsge-
fühle und »Ameisenkribbeln« vor allem in den Beinen,
Empfindungsstörungen, Muskelschwäche und Krämpfe
sowie Nervenschmerzen. Auch der bei Alkoholikern oft zu

beobachtende tapsige unsichere Gang ist darauf zurückzuführen.

- *Magenschleimhautentzündung (Gastritis):* Durch die ständige Reizung der Magenschleimhaut, besonders durch hochprozentige Getränke, kann es zur Gastritis kommen. Sie zeigt sich durch Oberbauchschmerzen, Übelkeit und Erbrechen, Erbrechen von dunkelrotem Blut, Teerstuhl. Bei dauernder Schädigung kann es dadurch zu Magengeschwüren kommen.

- *Entzündungen der Bauchspeicheldrüse (akute oder chronische Pankreatitis):* gürtelförmige Oberbauchschmerzen, Darmverschluss, Kreislauf-, Nierenversagen und auf Dauer gesehene Gewichtsabnahme kennzeichnen dieses Krankheitsbild. Diese Entzündungen enden meistens tödlich.

- *Speiseröhre:* Venen in der Speiseröhrenwand erweitern sich zu Krampfadern (Varizen) und können platzen. Der Betroffene kann verbluten.

- *Lebererkrankungen allgemein:* Die alkoholbedingte Fettleber stellt das frühe Stadium alkoholbedingter Lebererkrankungen dar. Zunächst verursacht die Fettleber keine Schmerzen oder Beschwerden. Bei einem stärker ausgebildeten Krankheitsbild entstehen Druckgefühl und Schmerzen im Oberbauch sowie Völlegefühl. Heilung ist jetzt noch durch absolute Alkoholabstinenz möglich. Bei der Leberentzündung (Hepatitis) sterben im Rahmen eines entzündlichen Prozesses Leberzellen ab. Es gibt allerdings verschieden verlaufende Formen der Hepatitis. So beispielsweise die akute Alkoholhepatitis, bei der sich innerhalb weniger Tage ein Leberkoma entwickeln kann. Alkohol wird fast ausschließlich in der Leber abgebaut. Spezialisierte Enzyme, also Eiweiße, verändern den Alkohol auf eine chemische Weise, so dass er nicht mehr schädlich ist. Es muss hier jedoch eingeräumt werden, dass die Leber mehrere Durchläufe benötigt, um den Alkohol gänzlich abzubauen. Leider zerstört jeder Umlauf in der Blutbahn erneut Zellen der Leber, aber auch anderer Organe. Die Leberzellen haben jedoch eine hohe Regenerationsfähigkeit, weswegen die Leber sich selbst wiederaufbauen kann, wenn man ihr die Möglichkeit dazu lässt. Das ist die gute Nachricht. Die schlechte: Das sollte man meiner Meinung nach aber keinesfalls ausprobieren! Denn wer kennt schon den Punkt ohne Wiederkehr? Also, wenn Sie betroffen sind: Krempeln Sie Ihr Leben dahin gehend um, dass Sie Stück für Stück die Dinge verändern, die Sie verändern können, und der Ausspruch »Geht nicht«, der existiert von jetzt an nicht mehr für Sie. Nehmen Sie sich kleine Ziele, die aber konsequent vor.

- *Leberzirrhose:* Diese Erkrankung ist unheilbar. Die alkoholbedingte Leberzirrhose kann besonders im Frühstadium beschwerdefrei verlaufen. Bei dieser Krankheit sterben Leberzellen ab und werden durch einfaches Gewebe ersetzt. Die Krankheitszeichen im fortgeschrittenen Stadium sind vielseitig (Vergrößerung von Milz und Leber, Gelbsucht, Weißfleckung der Haut, Bauchwassersucht etc.). Durch rechtzeitige Abstinenz und Diätmaßnahmen kann das Fortschreiten der Krankheit verlangsamt werden.

- *Blutgefäße:* Bei regelmäßig starkem Alkoholkonsum werden die Blutgefäße geschädigt. Es bilden sich die unangenehmen Hämorrhoiden. Außerdem kommt es zu verstärkter Krampfaderbildung. Varizen in der Speiseröhre gelten als besonders gefährlich, weil diese beim Aufbrechen zur inneren Verblutung führen können. Außerdem fördert Alkoholkonsum die verfrühte Arterienverkalkung.

- *Krampfanfälle:* Die Anfälle gleichen denen der Epilepsie. Sie treten häufig bei plötzlichem Alkoholentzug auf (allein oder als Begleiterscheinung eines Deliriums). Es gibt auch »nasse« Krämpfe während der Trinkphase. Ist einmal ein Krampfanfall aufgetreten, bleibt die Neigung dazu chronisch. Bei jedem epileptischen Anfall wie auch bei jedem Rausch kommt es zu einem Massensterben von Gehirnzellen.

– *Korsakow-Syndrom:* Damit bezeichnet man die schwerste Form der Gehirnschädigung durch Alkohol. Benannt wurde die Krankheit nach dem russischen Psychiater Sergei Korsakow, der diesen Zustand erstmals 1854 beschrieb. Durch das Absterben bestimmter Gehirnregionen erleidet der Betroffene einen weitgehenden Gedächtnis- und Orientierungsverlust. Dieser Zustand ist auch durch Abstinenz kaum noch heilbar.

– *Wundheilung:* Häufige Verletzungen durch Unfälle und Gewalttätigkeiten treten auf. Die Wundheilung ist stark beeinträchtigt. Das gilt auch für Operationen, bei denen die Komplikationsrate stark erhöht ist.

– *Fortpflanzung:* Schäden an Hoden und Eierstöcken. Reduzierte Fruchtbarkeit bei Mann und Frau. Kinder von alkoholkranken Frauen können schon bei der Geburt körperlich und geistig behindert sein.

– *Herz:* Herzmuskelentzündungen (Kardiomyopathie) werden wegen des schleichenden Beginns meist erst spät entdeckt. Das Herz hat eine Pumpschwäche (Herzinsuffizienz) sowie Rhythmusstörungen.

– *Krebsrisiko:* Alkohol schädigt die Reparaturmechanismen der Chromosomen. Besonders gefährdet sind Mundhöhle, Rachen, Speiseröhre, Magen und Darm. Das allgemeines Krebsrisiko ist verdoppelt.

Hier noch ein Beispiel für die Wechselwirkung von Alkohol und Medikamenten mit zum Teil verheerenden Folgen für die Leber: Ammoniak, das Abbauprodukt von tierischem Eiweiß, ist stark giftig (toxisch) und kann, wenn es nicht mehr richtig abgebaut wird, zum Koma oder sogar zum Tod führen. Also sollte man vor allem, um die Funktionstüchtigkeit der Leber nicht auf Dauer zu gefährden, tierisches Eiweiß keinesfalls zu oft und zu hoch dosiert zu sich nehmen. Sonst droht als Allererstes Gicht durch das beim Eiweißabbau entstandene Abfallprodukt Harnstoff. Die Leber ist in der Lage, Ammoniak in ebendiesen ungiftigen Harnstoff umzuwandeln, so dass er ausgeschieden werden kann. Die Fähigkeit der Leber, Ammoniak zu entgiften, ist lebenswichtig aufgrund der Gefahr, die von diesem Gift ausgeht. Dennoch entsteht in erhöhter Konzentration Gicht. Verbindet man das Ganze noch mit einem, zwei Gläschen Rotwein und ist nicht bereit, mal etwas umzudenken, gibt es chemische Präparate, die zumindest gegen Gicht wirksam sind: Diclophenac, Allopurinol und / oder Colchicum. Diclophenac wird der AOK zufolge in Deutschland etwa 3,7 Millionen Mal im Jahr verschrieben, Allopurinol 2,4 Millionen Mal.

Sie sind damit unter den Top Ten der verordneten Medikamente in Deutschland. Wenn man bedenkt, dass Gicht wie gesagt weitgehend von der Art der Ernährung abhängt, so kann man nur da allein schon auf eine große Unvernunft vieler Bürger und – pardon – auch Ärzte schließen, die lieber Tabletten »en masse« verschreiben, anstatt sich grundlegend mal mit der Ernährung und dem Trinkverhalten ihrer Klientel auseinanderzusetzen, um den Zusammenhang von Ursache und Wirkung an ihre Patienten zu vermitteln.

Da ist es doch besser, wenn man den Alkohol, wenn nicht ganz, so doch größtenteils reduziert und auf seine Ernährung etwas mehr Wert legt, oder?

## Alkohol und Blei

Ältere Weine weisen oft deutlich höhere Cadmiumkonzentrationen auf als junge. Das dürfte auf Kontaminationen bei der traditionellen Weinverarbeitung beruhen. Auch bei den Bleigehalten der Weine sind die Werte gegenüber früher deutlich gesunken. Dies wird vor allem auf die Verwendung moderner Geräte aus Edelstahl und neuer Verpackungsmaterialien zurückgeführt.

Bei der Bleiaufnahme aus alkoholischen Getränken ist dennoch zu beachten, dass die Resorptionsrate hier etwa doppelt so hoch ist wie bei Bleirückständen in anderen Nahrungsmitteln. So ist die Bleibelastung von Zeitgenossen, die einen halben bis einen Liter Wein am Tag trinken, um 50 Prozent höher als die von Abstinenzlern.[23]

## Mythen um den Stimmungsmacher Alkohol[24]

— »Alkohol ist Stimmungsmacher Nummer eins«, so glaubt man weithin. Doch ist es nicht schlimm, wenn man meint, ohne Alkohol keinen Freizeitspaß, keine Party, keine Stimmung, keinen Faschingsball genießen zu können?

— »Ein Gläschen in Ehren kann niemand verwehren«: Sicher ist das wieder so ein typischer Werbespruch der Alkohollobby, allerdings der aus Olims Zeiten.

— »Durcheinandertrinken macht schneller beschwipst«: Wie lautet der weitverbreitete Spruch – »Wein auf Bier, das rat ich dir; Bier auf Wein, das lass sein«? Das ist wohl eine Schnapsidee. Denn es ist nicht ausschlaggebend, was man vorher oder nachher trinkt, sondern auf die entsprechende Menge kommt es an. Einige Faktoren können die Alkoholaufnahme im Orga-

nismus verstärken: Wärme – zum Beispiel beim Grog, Glüh-
wein oder Irish Coffee – steigert die Durchblutung und beschleunigt die Alkoholaufnahme. Zucker im alkoholischen
Getränk tut dies auch, ebenso wie die Kohlensäure in Cola-
Rum, Sekt oder Champagner. Alle Faktoren beschleunigen
den Rauschzustand zuverlässig.

— *»Frauen vertragen weniger als Männer«:* Ja, so ist es! Der Unterschied liegt im Körpergewicht und an der Alkoholdehydroge-
nase, einem Enzym, das vor allem in der Leber, aber auch in
der Magenschleimhaut vorkommt. 15 Prozent der konsumier-
ten Alkoholmenge wird im Magen und im Blutkreislauf durch
dieses Enzym abgefangen. Da Frauen aber weit weniger davon
besitzen und in der Regel auch weniger Körpermasse haben,
sind sie anfälliger für einen Rausch als Männer.

— *»Mit Bewegung kann man den Alkohol ausschwitzen«:* Alkohol
lässt sich durch Bewegung nicht einfach ausschwitzen. Denn
er wird zu 95 Prozent über die Leber abgebaut, und die lässt
sich Zeit, entsorgt höchstens 0,1 bis 0,2 Promille pro Stunde.
Nur maximal 5 Prozent des Alkohols verdampfen über die
Haut, was man allerdings auch riechen kann.

— *» Wer viel und fett isst, verträgt mehr«:* Das stimmt. Der Alkohol
wird dadurch langsamer ins Blut aufgenommen. Aber durch
übermäßigen Fettgenuss wird die Leber wie gesagt noch stärker belastet. Im Endeffekt versucht man hier, den Teufel mit
dem Beelzebub auszutreiben. Denn wenn man es genau
nimmt, hat die Leber dadurch noch mehr zu tun, und die
anderen Organe werden minimal zeitlich geschont, da der Alkohol nur etwas länger braucht, um sie zu vergiften.

— *»Alkohol hält warm«:* Alkohol erzeugt zunächst ein wohliges
Wärmegefühl, denn er erweitert die Blutgefäße. Das ist aber
rein subjektiv, denn mit der erhöhten Wärmeabgabe sinkt die
Körpertemperatur. Der natürliche Wärmehaushalt wird außer

Kraft gesetzt. Nicht selten aber wird bedrohliche Kälte von Alkoholikern nicht mehr wahrgenommen. Das kann zu Erfrierungen bis hin zum Kältetod führen. Um warm zu werden oder zu bleiben, ist also eine zusätzliche Decke hilfreicher.

— *»Alkohol tötet Gehirnzellen«:* In schwerwiegenden Fällen konnte eine Verkleinerung des Gehirnvolumens um bis zu 15 Prozent festgestellt werden. Die Nervenzellen können beim Alkoholrausch nicht mehr miteinander kommunizieren, Gedächtnisstörungen und Probleme, komplexe Organisationsvorgänge zu lösen, die man vor dem Alkoholgenuss beherrschte, sind die traurige Folge.

## Ein kleiner Einstieg zum kleinen Ausstieg

Wie wir wissen, führt die Leber mehr als 500 verschiedene lebenswichtige Funktionen aus, was sie im Falle von übermäßigem Alkoholkonsum auf ein absolut nötiges Minimum reduzieren muss, da sie sich in einem permanenten Überlastungsalarmzustand befindet. Versuchen Sie es deshalb bei einer Ihrer nächsten Partys doch einmal mit folgendem Rezept:

*1 Liter Wasser*
*8 Teelöffel schwarzer Tee*
*200 Gramm Zucker, ersatzweise Honig oder Stevia nach Geschmack*
*¼ Liter Zitronensaft, frisch gepresst*
*½ Liter Orangensaft, frisch gepresst*
*1 Zitrone*
*1 bis 2 Mangos*
*2 Bananen*
*2 Orangen*

Das Wasser erhitzen, Tee hineingeben, sollte es Schwarztee sein und der ein bisschen anregend wirken, nicht über 3 Minuten ziehen lassen, ab 5 Minuten beginnt der Tee eine beruhigende Wirkung zu entfalten. Es kommt also auf Ihre Gäste an, welche Verfahrensweise Sie für die richtige halten.

Dann Zucker, Zitronen- und Orangensaft hinzugeben.

Zitrone, Mangos, Bananen und Orange schälen und in Scheiben schneiden, alles zusammen in die Bowlenschüssel geben und kalt stellen. Kurz vor dem Servieren noch Mineralwasser oder Ginger-Ale hinzufügen (siehe unten).

*Tipp:* Am Abend vorher den Ansatz vorbereitet und über Nacht kühl gestellt, schmeckt die Bowle einfach umwerfend.

An heißen Tagen können Sie ein paar Eiswürfel zur Erfrischung dazugeben. Sie werden staunen.

Jede Bowle wird durch Ginger-Ale geadelt. Wer mal etwas Neues ausprobieren möchte, nehme entweder 1 Liter Ginger-Ale oder Sprudel anstelle von Sekt dazu, allerdings muss man dann die Fruchtmenge entsprechend erhöhen, in diesem Fall verdoppeln.

Der Phantasie sind auch weiter keine Grenzen gesetzt. Vanille oder Pfefferkörner machen die Bowle interessant, und andere Ideen Ihrerseits finden sicher Anklang. Auch viele andere Früchte wie Papaya, Pfirsich, Melone, Erdbeeren, Kirschen und was sich zu der jeweiligen Jahreszeit sonst noch anbietet, werden bei Ihren Gästen phantastisch ankommen. Wichtig ist nur: Die Früchte und die Säfte sollten so frisch wie möglich aus der Natur kommen und keinen Umweg über Tiefkühltruhe oder Dose gemacht haben. Dann steht einem gelungenem Fest nichts mehr im Wege.

# Chemie in Lebensmitteln

Neben der großen Gruppe von Industrie- und Umweltgiften sowie einer Vielzahl von medikamentös und alkoholisch bedingten Leberschädigungen zeigen Nahrungsmittel, die mit viel Chemie und Gentechnik präpariert werden, eine ganz verheerende Wirkung auf die Leber. Dadurch wird nicht nur der normale Entgiftungsprozess dieses Organs gestört, sondern die Kombination verschiedener Stoffe bedingt auch zunehmend die verstärkte Ausbreitung neuer Krankheiten.

Dass ein Zuviel an Kohlenhydraten, Eiweißen und Fetten, synthetisch hergestellten Vitaminen, Mineralstoffen und sonstigen »Aufbaupräparaten« zum langsam krankmachenden Gift werden, vor allem, wenn sie unkontrolliert unseren Organismus überschwemmen, haben viele schon mitbekommen. Eine der Begleiterscheinungen ist aber auch, dass man zunimmt, obwohl man keine Unmengen an Nahrungsmitteln oder Naschwerk vertilgt. Sehr oft hört man dann den Ausspruch: »Aber ich ess doch nix …«

Mengenmäßig kann das beim einen oder anderen vielleicht sogar zutreffen, und darum schauen wir uns das, was sie alles »nicht essen«, doch einmal genauer an. Denn schließlich muss die Leber immer noch alles, was vom Organismus nicht gebraucht wird, entgiften, umbauen oder eben – einlagern.

Und wo kann sie das wohl einfacher tun als in unseren »Randzonen«? Also im Fettgewebe, dort, wo zunächst kein organischer Schaden verursacht werden kann. Denn bei jeglicher Überlastung wie zum Beispiel durch Dioxin (siehe weiter unten) leitet die Leber erst einmal alles zu den Bindegewebs- und Fettzellen um und lagert Unerwünschtes dort ein, dazu gehören vor allem auch Fette.

*Zunehmen* und übergewichtig werden und bleiben ist also auch eine Frage der Gifte, die man *zu* sich *nimmt*, der Entgiftungskapazität unserer Leber und nicht nur eine Frage von Kalorien und Kilojoule (siehe den folgenden Abschnitt). Ebendaher hilft die Leberreinigung auch bei Adipositas, die auf einer permanenten Zufuhr von Alltagsgiften beruht.

## Das Cholesterinmärchen und schnelles Essen

Langsam, aber sicher beginnt sich das Gespenst Cholesterin mit all seinen HDL- und LDL-Schattierungen in ein gefälliges »Nichts« aufzulösen – »Esst wieder, Leute, esst einfach, was euch schmeckt, und das ohne Reue«, möchte man da schon fast lieber empfehlen.

Millionen von Menschen, die brav in der Fernsehwerbung einem Fernsehmoderator wie Schafe hinter dem Leithammel hinterhergeradelt waren, müssen plötzlich verdutzt feststellen, dass sie schon wieder mal gründlich geleimt worden sind. Bis zum nächsten Mal, bis wieder jemand ganz Cleveres auf irgendeinen Trichter kommt, wie man einen Nahrungsmittelzweig lukrativer machen könnte, und lauthals propagiert, der Verzehr eines bestimmten Produkts sei zur Aufrechterhaltung der Gesundheit absolut erforderlich – wie etwa, dass Pflanzenmargarine, zum Teil aus Erdöl hergestellt, angeblich den Cholesterinwert senkt. Oder bekannte Spitzenköche geben ihren vormals guten Namen dazu her, um für Tütensuppen und Chemiebouillon zu werben. Sollte das die Art von Nahrung sein, die mich bei einem Besuch in ihrem Restaurant erwartet?

Wo ist nur unser gesunder Menschenverstand abgeblieben, überlassen wir das Denken und die Sorge um unser Wohlbefinden einfach nur noch den Großkonzernen und der Werbeindustrie mit all ihren psychologischen Tricks und Kniffen? Mit ungesunden Präparaten kann man keine Gesundheit herstellen, die zuvor durch ungesundes Essen ruiniert worden ist. Probleme kann man – frei nach Einstein – nämlich niemals mit derselben Denkweise lösen, durch die sie entstanden sind.

Millionen Menschen in Deutschland verzichten seit Jahren auf das Ei, das sie zuvor gelegentlich genossen hatten, und verwenden industriell hergestellte Ersatzprodukte für die Butter, die sie sich zwecks vermeintlicher Senkung des Cholesterinspiegels haben vom Brot nehmen lassen. Außerdem schlucken sie brav cholesterinsenkende Medikamente. Darunter gehören die Statine zu den am häufigsten verschriebenen Präparaten. Durch Skandale und Todesfälle wegen der Wechselwirkung mit anderen Medikamenten rückte das Präparat Lipobay seinerzeit ungewollt in den Fokus der Öffentlichkeit. Aber auch bei den anderen statinhaltigen Cholesterinsenkern mangelt es uns nicht an fatalen Nebenwirkungen, als da wären Leberfunktionsstörungen, akutes Nierenversagen, Herzmuskelinfarkt, Muskelschwäche, Erschöpfung, periphere Neuropathien, Anämien, Gedächtnisschwäche, Atemnot, Myalgien oder Grauer Star. Außerdem hemmen sie die körpereigene (herz- und immunsystemstärkende) Coenzym-Q-10-Bildung und eine vernünftige Vitaminaufnahme über den Darm.

Warum ich Ihnen das erzähle? Weil es mich immer wieder in Verwunderung versetzt, wie man freiwillig solche Medikamente einnehmen kann, die allenfalls für einen sehr kleinen Teil der Patienten wirklich brauchbar sind und weiß Gott nicht als Universalmittel für die große Masse taugen. Eine vernünftige Ernährung und vor allem eine Leberreinigung hingegen senken Ihren Cholesterinwert in aller Regel auf den Normalbereich. Nach einer Leberreinigung wird die Leber ihren Aufgaben wieder ungestört nachkommen, und Sie können sich auch die ganzen lebensqualitätsmindernden Nebenwirkungen schenken.

Jemand, der dennoch weiterhin auf seine tägliche Schweinshaxe & Co. nicht verzichten will, der braucht eigentlich auch kein

Statin einzunehmen, weil die positive Wirkung mittlerweile über 900 Studien zufolge stark umstritten ist. Dann sollte der Fleischliebhaber seinem Genuss besser weiterhin frönen, ohne sich die unangenehmen Nebenwirkungen diverser Mittelchen aufzuhalsen.

Um einen Ausweg aus dem Dilemma zu finden, lassen Sie uns doch einfach mal »unwissenschaftlich«, also »nur« mit dem Einsatz des gesunden Menschenverstands an die Sache herangehen. Die Bevölkerung der Bundesrepublik Deutschland und anderer sogenannter industrialisierter Staaten wird immer älter, ohne Zweifel. Die Gründe wollen wir mal beiseitelassen. Es steigt gleichermaßen auch die Anzahl der Ärzte, Kliniken, Altersheime und – Krankheiten. Krankheiten kommen naturgemäß vermehrt im Alter vor, was seit Anbeginn der Menschheit nicht anders war. Auch wenn die »gleich alten Alten« fitter waren als die heutigen, wie viele Berichte nahelegen. Bis hierhin also nichts wesentlich Neues. Aber bei genauerem Hinsehen müsste mittlerweile jedem auffallen, dass eigentlich altersbedingte Krankheiten wie Diabetes Typ II ganz oben auf der Liste der schwereren Krankheiten auch bei unserer *jungen* Bevölkerung stehen. Tendenz steigend. Vor wenigen Jahrzehnten war davon noch keine Rede.

Damit einher geht unter anderem die Fettleibigkeit, die ja in vielfacher Hinsicht zum Problem geworden ist. In Ländern wie den Vereinigten Staaten von Amerika scheinen »Normalgewichtige« mittlerweile zur Minderheit zu gehören, und dieser »Trend« wird sich sicherlich so lange fortsetzen, bis man endlich begreift, dass bei der Übernahme des »American Way of Life« zu viele Fallstricke übersehen wurden und man auch hierzulande Lebensgewohnheiten vollkommen ungefiltert übernahm, in deren Schlepptau sich chronische Erkrankungen, sogenannte Zivilisationskrankheiten, seuchenartig mit ausbreiteten.

Wenn man jetzt die zeitliche Kongruenz der Einführung poppig bunter Süßigkeiten, kräftig aromatisierter, farb- und süßstoff-reicher bzw. überzuckerter Limonaden, kalorien- und fettreichen Fast Foods, Fooddesigns, der Nahrungsmittelergänzungen und der Light-Produkte in Beziehung zu den schwerpunktmäßigen Veränderungen im Gesundheitsstandard setzt, müssten die Zu-sammenhänge doch offensichtlich werden. Oder doch spätestens dann, wenn man noch die sehr beliebten Erfindungen von bewe-gungsmindernden Freizeitpassivitäten wie Computerspielen mit ins Kalkül zieht und sich die »Couchpotatoes« anschaut, die die-se gesundheitlichen Probleme in erster Linie aufweisen.

Hierzulande gilt inzwischen ebenso wie in Amerika: Über die Hälfte der Bevölkerung ist übergewichtig – mit allen hinlänglich bekannten gesundheitlichen Folgen. Und das ist natürlich vor allem eine Frage der Ernährungs- und Bewegungsgewohnheiten. Wie man sich richtig ernährt, kann dabei keine Frage des Ange-bots sein: Noch nie gab es in Deutschland so viele gute, hochwer-tige und gesunde Lebensmittel wie heute. Gutes Essen ist günsti-ger, als man denkt, und frei zugänglich für alle. Gesundheitsbe-wusst zu essen hat allerdings kleine Nachteile: Man muss sich zum Beispiel ein bisschen mehr Zeit dafür nehmen, statt wahllos alles in den Einkaufskorb zu legen, und die Fertignahrungs-industrie verdient nichts daran. Doch wenn man auch nur ein bisschen Übung im Kochen hat, ist die Mikrowelle auch nicht viel schneller, aber unter Garantie auch nicht gesünder.

Auch vom Feindbild des schädlichen Cholesterins braucht man sich dann nicht mehr bange machen zu lassen. Denn bei einer ausgewogenen Nahrungsmittelauswahl droht von dieser Seite keine Gefahr. Ob Cholesterin überhaupt zu Gefäßschäden führt (mit den potenziellen Folgen eines Herzinfarkts oder Schlagan-falls) bzw. ob die angepriesenen speziellen Lebensmittel in einem solchen Fall helfen können, wird inzwischen von vielen sehr in Frage gestellt. Und in normalem Maß mit der gewöhnlichen

Nahrung aufgenommenes Cholesterin aus Eiern, Butter oder Fleisch wirkt sich auf den körpereigenen Cholesterinspiegel so gut wie nicht aus. Nicht einmal die Gene können in diesem Fall für einfache Erklärungen herhalten. Da sind sich zumindest eine Handvoll Wissenschaftler einig, wie unter anderen die *Rheinische Post* am 1. Mai 2011 berichtet:

»Wissenschaftler bezweifeln den gesundheitlichen Nutzen sogenannter cholesterinsenkender Lebensmittel. Bestimmte pflanzliche Wirkstoffe, mit denen zum Beispiel Margarine oder Milchprodukte angereichert sind, hätten keinen nachgewiesenen Nutzen für die Herzgesundheit und könnten im Gegenteil sogar negative Effekte haben.

Dies erklärten Experten auf der 77. Jahrestagung der Deutschen Gesellschaft für Kardiologie, Herz- und Kreislaufforschung (DGK) in Mannheim. Es seien mehr Daten zur Wirksamkeit und Sicherheit von angeblich cholesterinsenkenden Lebensmitteln nötig …

Bestimmte pflanzliche Wirkstoffe, sogenannte Sterole, sind strukturell dem Cholesterin ähnlich und hemmen seine Aufnahme im Darm. Sie kommen in pflanzlichen Fetten oder Ölen vor, wie sie aus Sonnenblumensamen, Weizenkeimen oder Sojabohnen gewonnen werden. Aufgrund dieser cholesterinsenkenden Wirkung werden pflanzliche Sterole sogenannten funktionellen Lebensmitteln wie Margarine oder Joghurts künstlich zugesetzt.

Nach Angaben der Wissenschaftler gibt es aber bisher keinen Nachweis dafür, dass die mögliche cholesterinsenkende Wirkung der pflanzlichen Wirkstoffe einen messbaren Nutzen für die Herzgesundheit bringt. Solle durch diese Phytosterole das Cholesterin tatsächlich um zehn Prozent reduziert werden, wären zudem Mengen von 2 Gramm und mehr pro Tag nötig. Dies entspräche beispielsweise 425 Tomaten, 150 Äpfeln oder elf Tassen Erdnüssen am Tag. Würden Lebensmittel mit solchen Mengen an Phytosterolen angereichert, entspreche dies nicht dem Ansatz einer gesunden Ernährung, warnten die Experten. Mehrere Untersuchungen hätten zudem Hinweise geliefert, dass Phytosterole, die sich im Körper ablagern, möglicherweise sogar negative Effekte auf Herz und Gefäße haben könnten.«[25]

Im Glaubenskrieg rund um die angeblich gesunde Ernährung basiert vieles auf Mythen, Ideologien, Irrtümern und reiner Geschäftemacherei. Doch was pauschal ganz allgemein empfohlen wird, kann dem Einzelnen unter Umständen ziemliche Probleme bereiten. Der Verzicht auf Fett war lange Jahre das Kernstück einer gesunden Ernährung, galt es doch vor allem als Dickmacher. Aber Fett ist nicht gleich Fett. Ungesättigte Fettsäuren aus Fisch und pflanzlichen Ölen sollen sogar vor Gefäßkrankheiten schützen. Außerdem verlängert Fett die Verweildauer der Nahrung im Dünndarm. Die Nährstoffe können somit besser aufgeschlüsselt und dem Körper zugänglich gemacht werden.

Weiter sollen uns 30 bis 40 Gramm Ballaststoffe am Tag vor allem vor Darmkrebs schützen. Doch konnten aktuelle Studien diesen positiven Effekt nicht bestätigen. Zudem sind Ballaststoffe keineswegs nur Ballast, der den Körper einfach unverändert wieder verlässt. Sie werden im Dickdarm vergoren und dienen unseren Darmsymbionten als Nahrung. Auch hier gilt: Zu viel des Guten verkraftet auf Dauer nicht jeder Darm, und es kann zu massiven Unannehmlichkeiten führen. Man glaubt es kaum, wie krank die sogenannte gesunde Ernährung machen kann, wenn man es auch mit ihr übertreibt!

Rohköstler haben mit ihrer Ernährungsform ebenfalls nicht der Weisheit letzten Schluss gefunden, weil auch diese »Diät« zu einseitig und zu dogmatisch ist. Sie können bestimmte wichtige Pflanzenstoffe nicht aufnehmen, weil diese erst über den Prozess des Garens freigesetzt werden und Rohkost noch lange nicht für jeden geeignet ist. In meiner Praxis habe ich immer wieder feststellen müssen, dass besonders die Rohköstler im Winter durch die kalte Nahrung verstärkt infektanfällig waren, drei bis vier Erkältungen in einer Wintersaison waren da keine Seltenheit. Von der Unverträglichkeit zu viel rohen Gemüses bei untrainierten und angegriffenen Därmen einmal abgesehen. Wie schon gesagt, die Dosis ganz allein macht das Gift. Ich kann es nicht oft genug sagen. Das gilt auch für den Säuren- oder Basenüberschuss, und nach wie vor gilt auch hier wie bei den alten Griechen immer noch der *Grundsatz des goldenen Mittelwegs!*

Ganz ohne Gifte zu leben ist dabei unmöglich. Wichtig ist nur, dass wir den Giften, denen wir ausgeliefert sind, anständig etwas entgegenzusetzen haben; da hilft vor allem eines: die geballte Kraft unserer Leber!

Zu einer solch ausgewogenen Nahrung gehört vor allem, dass wir wenig Butter verwenden, stattdessen natives Olivenöl bevorzugen, und vor allem keine handelsüblichen Pommes frites, Chips oder Burger in Massen vertilgen, sondern, wenn überhaupt, nur in Maßen oder Ausnahmefällen zu uns nehmen. Wer regelmäßig dazu greift, mästet sich meistens mit sogenannten Transfetten. Diese heißen so, weil es sich um Fettsäuren mit transfigurierten Kohlenstoff-Doppelbindungen handelt. Transfette machen nicht nur dick, sondern auch krank. Sie erhöhen sowohl das Risiko für Herzerkrankungen, wie sie laut einer aktuellen Studie auch Depressionen fördern können.

Transfettsäuren kommen vor allem in Fast Food, frittierten Speisen, Snacks, Keksen und anderen Backwaren vor und können sich nur zu gern in fetten Brotaufstrichen verstecken. Sie entstehen bei der industriellen Härtung von Ölen, wie zum Beispiel bei der Herstellung von Margarinen, Back- oder Streichfetten, aber auch beim starken Erhitzen, wie beim Frittieren. Die chemisch gehärteten Öle sind bei der Industrie besonders beliebt: Sie können problemlos stark erhitzt werden, sie halten länger, und sie sind viel billiger in der Herstellung. Aus Sicht einer belastungsfreien Ernährung gehören die Transfettsäuren nicht in Lebensmittel, sie haben keinerlei biologischen Nutzen, ja, schaden sogar eher und fördern erheblich die Gewichtszunahme.

### Produkte mit versteckten Transfettsäuren (Auswahl)

Chips, Pommes frites, Gebäck, Margarine, Süß- und Backwaren (vor allem aus Blätterteig), Müsliriegel, Frittiertes wie Chicken Wings, Plätzchen, Nuss-Nougat-Cremes, Fertigsuppen und -soßen, Back-, Zieh- und Bratfette, künstlich gehärtete Öle.

Dabei weiß der Verbraucher in Deutschland oft gar nicht, ob und wie viel er an Transfetten täglich isst. Es ist ein Glücksspiel, ob er an der Pommesbude oder beim Bäcker transfettreiche oder -arme Lebensmittel erwischt. Auch auf verpackten Produkten gibt es bisher nur einen einzigen Hinweis: Die Aufschrift »Fett gehärtet« lässt darauf schließen, dass Transfettsäuren im Produkt vorhanden sein können. Der genaue Transfettgehalt muss nicht angegeben werden.[26]

## Leberschäden durch Fast Food?[27]

An der Linköping-Universität in Schweden führten Wissenschaftler eine vierwöchige Untersuchung durch, um Aussagen über die etwaigen Schäden bei einer reinen Ernährung mit Fast Food machen zu können. Zwölf männliche und sechs weibliche Studenten und Studentinnen erklärten sich zu diesem Versuch bereit.

Zu Beginn des Versuchs besaßen alle Probanden einen schlanken bis athletischen Körperbau, Blutwerte und Leberwerte waren in Ordnung. Die Konditionen dieser Unternehmung waren, dass jeder Teilnehmer täglich mindestens zwei Fast-Food-Gerichte essen musste und höchstens 5000 Schritte gehen durfte. Ein Teil der Ergebnisse war, dass nach Beendigung der Studie alle Teilnehmer erhöhte Leberwerte hatten. Die meisten Probanden hatten danach einen erhöhten Fettanteil in der Leber, bei einem konnte sogar eine Fettleber festgestellt werden.

Jeder hatte eine Gewichtszunahme zu verzeichnen. Den größten Anteil hatte ein Proband mit 12 Kilo Gewichtszunahme in den ersten zwei Wochen. Durchschnittliche Gewichtszunahme in zwei Wochen: 6,5 Kilogramm.

Das wohl Interessanteste an dem Test war, dass bei elf Teilnehmern das Enzym Alanin-Aminotransferase festgestellt wurde. Dieses Enzym tritt lediglich bei regelmäßigem und erhöhtem Alkoholkonsum auf.

Natürlich gibt es immer noch viele Menschen, die mit ihrer Ernährung mehr oder weniger gut zurechtkommen und die nichts an ihren Essensgewohnheiten zu ändern brauchen, auch wenn sie gelegentlich die soeben beschriebenen Produkte verzehren.

Aber ein und dieselbe Ernährungsweise kann dem einen nutzen, dem anderen unter Umständen schaden. Meistens ist es auch der unterschiedliche Gesamtzustand der Organe, mit an vorderster Front der Leber, die manche Nahrungsmittel nicht gut verwerten kann, mit denen allerdings ein anderer Organismus keine oder kaum Schwierigkeiten hat. Ob nun aus genetischen Gründen oder aus Gründen der unterschiedlichen Anpassungsfähigkeit, lassen wir mal dahingestellt.

Und genau das ist es, was jeder für sich herausfinden sollte: was ihm guttut und was nicht. Dabei spielt nun mal die Leber, wie fast überall, wenn es um Wohlbefinden oder Gesundheit geht, eine ganz entscheidende Rolle. Deshalb kommt auch bei Übergewichtigkeit niemand an einer Leberreinigung vorbei. Wenn wir unsere Sinne richtig gebrauchen, wird es uns im Anschluss daran auch leichterfallen, in Kombination mit den Kenntnissen über Nahrungsmittel die richtige Lebensmittelauswahl für unseren individuellen Speiseplan zu finden.

## Welche »Nahrungsgifte« machen der Leber die meisten Probleme?

Das Vorkommen bestimmter chemischer Stoffe, die unerlaubterweise bzw. grenzwertüberschreitend in Nahrungsmitteln vorkommen (zum Beispiel halogenisierte Kohlenwasserstoffe wie Dioxine), birgt erhöhte Risiken, ähnlich wie im zunehmenden Ausmaß auch Feinstoffbelastungen, die auf Dauer zu starken Leberschäden führen können, vor allem aber auch zu Beeinträchtigungen der Atemwege. Und Feinstaub begegnet uns heutzutage fast überall … »Die menschlichen Sinne sind auf diese Gefahr nicht eingestellt«, so Dr. Martin Lanzendorf vom Umweltforschungszentrum Leipzig-Halle. »Man kann sie nicht riechen, man kann sie nicht schmecken, und mit bloßem Auge sind Feinstäube erst ab extrem hohen Konzentrationen zu sehen.«[28]

Zu der Gesamtbelastung tragen immer wiederkehrende Grenzwertüberschreitungen bei. Ein aktuelleres Beispiel ist der Dioxinskandal vom Januar 2011: Hühner, Puten und Schweine hatten auf deutschen Bauernhöfen vergiftetes Futter gefressen. Seit 2003 ist das bereits der achte bekannt gewordene Fall: Mal waren Backabfälle dioxinbelastet, mal Tierfutter, mal Pflanzenöl.

Dioxine sind chemische Substanzen, die vor allem bei der Verbrennung entstehen, zum Beispiel in Müllverbrennungsanlagen, aber vor allem auch in der Industrie. Die Dioxine gelangen in die Luft, in den Boden und ins Wasser, von dort kommen sie in die Nahrung und somit in den menschlichen Organismus. Das Problem: Dioxine reichern sich im Körper an, genauer gesagt im Fettgewebe. Sie werden so gut wie nicht abgebaut. Die Halbwertszeit des giftigsten Dioxins beträgt im Körperfett des Menschen rund sieben Jahre. So lange dauert es also, bis die Hälfte der täglich aufgenommenen Menge an Dioxin abgebaut ist – vorausgesetzt, es kommt kein neues hinzu.

»Dioxin gehört zu den ultragiftigen Speicherstoffen, sie werden in geringen Mengen aufgenommen, im Körper aber zu erheblichen Konzentrationen gespeichert, und dann können sie eine gesundheitsschädigende Langzeitwirkung im Körper entfalten«, sagt Dr. Hermann Kruse, Toxikologe am Universitätsklinikum Kiel.[29]

Auch Lebensmittel mit überschrittenen Pestizidgrenzwerten oder nicht zugelassenen Pestiziden fallen jährlich immer wieder auf. Das Gleiche gilt für Nahrungsmittel, die mit Schwermetallen kontaminiert sind. Vor den Schadstoffen kann sich niemand mit absoluter Sicherheit schützen, doch besonders belastete Lebensmittel sollten gemieden oder seltener gegessen werden.

Bei Eiern liegt der Grenzwert bei 3 Pikogramm (einem billionstel Gramm) Dioxin pro Gramm Fett, im Dioxinskandal vom

Januar 2011 wurde der Wert bei Eiern um das Vierfache überschritten. Wer ein oder zwei Frühstückseier die Woche verzehrt, für den hat es keine direkten Konsequenzen. Die Gefährlichkeit des Dioxins beruht eher auf einer langfristigen Wirkung. Bei Tierversuchen beobachtete man chronische Folgen wie Defekte der Immunabwehr, des Nervensystems und des Hormonhaushalts. Auch die Reproduktionsfunktionen können gestört, Organe wie Leber und Schilddrüse geschädigt werden. Bei einigen Dioxinen wird davon ausgegangen, dass sie das Risiko einer Krebserkrankung erhöhen.

Akute Vergiftungen kommen in der Regel nicht durch die schleichende Aufnahme über die Nahrung zustande, sondern vor allem nach Industrieunfällen (wie zum Beispiel beim Chemieunfall 1976 im italienischen Seveso) oder aber nach gezielten Vergiftungen wie im Fall des ukrainischen Politikers Wiktor Juschtschenko. In seinem Blut wurde eine mehr als 50 000-fache Dioxinbelastung nachgewiesen als normalerweise üblich. Sein Gesicht ist heute noch sichtbar von Chlorakne gezeichnet.

90 bis 95 Prozent der Dioxine werden vom Menschen über die Nahrung aufgenommen. Dioxine kommen in Fleisch, Fleischprodukten, Fisch, Eiern und Milch vor, in geringerer Konzentration auch in pflanzlichen Lebensmitteln.

Bio-Produkte waren im Januar 2011 übrigens nicht betroffen, weil den Futtermitteln keine isolierten Fettsäuren zugesetzt werden dürfen.

Zu den lebensmittelbelastenden Giften gehören auch Pflanzenschutzmittel. Sie werden überall in der konventionellen Landwirtschaft eingesetzt. Weltweit kommen circa 500 verschiedene Pestizidwirkstoffe in über 5000 unterschiedlichen Zusammensetzungen zur Anwendung. Mit schöner Regelmäßigkeit fallen überschrittene Grenzwerte auf, aber auch nicht zugelassene Pestizide werden immer wieder entdeckt.

Greenpeace untersuchte im Jahr 2010 Salate mit dem Ergebnis, dass gerade im Winter Treibhausware mit zahlreichen Pestiziden belastet ist und als Risikoproduktgruppe eingestuft werden kann. Etwa 88 Prozent aller Kopfsalat- und Rucolaproben wiesen Rückstände auf. Bei 9 Prozent der konventionell angebauten Proben wurde die gesetzliche Höchstmenge überschritten. Außerdem fand man auf Kopfsalat das Nervengift Tolclofos-Methyl, ein in der EU nicht zugelassenes Pestizid.

>>Generell hat sich zwar die Pestizidbelastung in den letzten Jahren verbessert, so sind zum Beispiel Tomaten und Zitrusfrüchte sauberer als früher. Doch eines bleibt besorgniserregend: Es gibt nur für die einzelnen Pestizide einen Grenzwert, für die Summe aber nicht. So fand Greenpeace 2010 bei Proben bis zu elf verschiedene Pestizide auf einer Tomate.<<[30]

Deshalb fordern Verbraucherschützer – wie ich meine, zu Recht – einen Grenzwert für die Gesamtsumme der verwendeten Gifte. Das Problem an Pestiziden in der Nahrung besteht nämlich darin, dass es in aller Regel nicht nur ein einziges, sondern ein Cocktail von sieben bis acht Pestiziden ist, die zwar einzeln unter dem Grenzwert liegen, aber im Mix zu toxikologisch relevanten Schäden führen können, sagt der Toxikologe Dr. Hermann Kruse. Akute Vergiftungen treten vor allem auf, wenn bei der Anwendung der Pestizide die Schutzbestimmungen nicht eingehalten werden, sondern frei nach dem Motto >>Viel tötet viel<< verfahren wird. Mit diesem Motto haben die Anwender allerdings auch auf makabre Weise recht: Daten der Weltgesundheitsorganisation WHO zufolge kommt es jährlich zu drei Millionen akuten Vergiftungen durch Pflanzenschutzmittel, von denen 200 000 tödlich verlaufen.[31]

Chemische Rückstände in Obst und Gemüse erreichen immer noch erschreckend hohe Werte, wie es beispielsweise die Ergebnisse des Lebensmittel-Monitorings 2007 vom Bundesamt für Verbraucherschutz und Lebensmittelsicherheit (BVL) zeigen.[32] Diese sind teilweise so hoch, dass bereits bei einmaligem Verzehr gesundheitliche Schäden zu erwarten sind. Das alles ist möglich, obwohl sich Deutschland und Europa immer wieder selbst loben, so intensiv zum Schutz des Verbrauchers zu kontrollieren.

## »Was kann man denn überhaupt noch essen?«

Das fragt sich ebenjener Verbraucher – nicht erst seit er die letzten Abschnitte dieses Buchs gelesen hat – zu Recht: Hormone im Fleisch, EHEC auf Sprossen, Schwermetalle im Fisch, Dioxine in Eiern und Milchprodukten wie Käse und Joghurt, Pilze im Biogemüse, Pestizide im Obst, Chemikaliencocktails in Fertigwaren, und genau genommen müsste man zuallererst das Atmen einstellen …

Kritisch betrachtet, lässt sich an jedem Nahrungsmittel und auch an jeder Ernährungsform herummäkeln. Vor allem spezielle Maßnahmen wie die Atkinsdiät beispielsweise – von einigen als Königsweg zur Gewichtsabnahme empfohlen, die aber wegen ihrer Fett-Eiweiß-Mast eine Katastrophe für die Leber ist – disqualifizieren sich. Ebenso führt die F.-X.-Mayr-Kur (Milch-Semmel-Diät) selbst unter der Voraussetzung, dass sie nicht mit Dioxin belastet ist, zwar zu einer vorübergehenden Entlastung des Darms, überfordert auf der anderen Seite die Leber verstärkt durch den Fett- und Eiweißanteil der Milch.

Rohkost dagegen entgiftet hervorragend. Wobei sie jedoch – es wurde schon angedeutet – als Dauernahrung von den wenigsten vertragen wird, sich darüber hinaus manchmal aber auch als Hauptlieferant für Pilzgeflechte entpuppt.

Wenigstens die »mediterrane Kost« können wir doch uneingeschränkt empfehlen, oder etwa nicht? Sie ist schmackhaft, verwendet bevorzugt Frischware und hochwertige Fette. Ja – nur
darf man nicht Allergiker sein. Dann sieht es schwierig aus mit
Fisch, Käse, sonstigen Milchprodukten und dem Rotwein, der
nicht selten im Übermaß dazu genossen wird. Auch beim Gicht-
patienten wird es häufig Probleme mit den Meeresfrüchten (und
dem Vino!) geben.

Bleibt nur noch – wie es einmal ein Wissenschaftler ironisch for-
mulierte –, »einen mit Fischöl angereicherten Bananen-Kartof-
fel-Brei« einzunehmen? Guten Appetit! Auf Dauer wäre dies allerdings sicherlich auch nicht gesund, auch wenn es doch gerade
die Ernährungswissenschaftler wissen müssten, oder vielleicht
doch nicht?

Lassen Sie sich auf der Suche nach der Ihnen gemäßen Ernährung nicht verrückt machen und vertrauen Sie allein Ihrer ge-
schulten Intuition und nicht dem größten Marktschreier, der
den »Stein der Weisen« in puncto Ernährung und Gesundheit
gefunden zu haben glaubt bzw. vorgibt. Es gibt diesen Stein
nicht.

Wenn Sie die Intuition verloren zu haben glauben, können Sie
sich diese wieder antrainieren, zum Beispiel mit den am Ende
von Teil I vorgestellten Methoden in diesem Buch (»Die Schu-
lung der Sinne« und »Der kinesiologische Muskeltest« zur Unterstützung bei Entscheidungen).

Es bleibt vor allem – und trotz allem – bei der Empfehlung, eine
möglichst naturbelassene Nahrung zu bevorzugen. Diese Kost
muss aber wie eben angedeutet durch Intuition »individualisiert«
werden: nach Bekömmlichkeit und Konstitution unter Berück-
sichtigung eventuell vorhandener Krankheiten. Es kommt nicht
nur auf Inhaltsstoffe, sondern vor allem auch auf die günstigste
Tageszeit für die Nahrungsaufnahme und die Kombination der

Nahrungsmittel an. Diese herauszufinden geht nicht mit technischen Apparaten. Notwendig sind vor allem wiederum Ihre Intuition und das Ausprobieren, oder nennen wir es ruhig mal »wieder ein ehrliches Gefühl dafür bekommen, was einem guttut und was nicht«. Dabei sollen Ihnen im Bedarfsfall besagter »Sinnesparcours« und die Kinesiologie weiterhelfen.

## Der Codex Alimentarius[33]

Der Handel mit Lebensmitteln ist global. Deshalb müssen die Sicherheit und der Verkehr von Lebensmitteln auch weltweit geregelt werden. Schon seit 1963 existiert ein entsprechendes Regelwerk, der Codex Alimentarius (CA). Kritiker behaupten allerdings, er diene längst nicht mehr dem Schutz der Verbraucher.

Der CA ist eine Sammlung von Normen, die die Weltgesundheitsorganisation WHO und die Welternährungsorganisation FAO erstmals 1963 gemeinsam herausgegeben haben. Seither sind dem Vertragswerk rund 160 Staaten beigetreten. Im Grunde klingt das, was der Codex regelt, recht sinnvoll: Grenzwerte für Giftstoffe, Rückstände aus der Landwirtschaft, Nahrungsmittelhygiene, Lebensmittelkennzeichnung usw. Ein Problem solcher transnationaler Regelungen ist jedoch wie immer, dass, wenn viele mitbestimmen, die Norm am Ende nur den kleinsten gemeinsamen Nenner erfassen wird.

Vor allem der mögliche Einfluss der Industrie gibt den Kritikern Anlass zur Sorge: Grundsätzlich sind Industrielobbys durch das dahinterstehende Kapital wesentlich eher in der Lage, Einfluss zu nehmen, als etwa die personell und finanziell vergleichsweise unterrepräsentierten Verbraucherorganisationen. Allerdings ist der Abstimmungsprozess insgesamt so komplex, und durch die Beteiligung aller Vertragsstaaten sind die Interessenlagen so vielfältig und zum Teil gegensätzlich, dass der erfolgreiche Missbrauch des CA durch einzelne Hersteller, Konzerne, Verbände oder auch Staaten eher unwahrscheinlich wird.

Dennoch ranken sich um den CA wilde Verschwörungstheorien und Weltuntergangsszenarien. Wer sich im Internet zum Thema informieren möchte, wird überwiegend auf solche Fundamentalkritik stoßen. Da ist die Rede vom Imperialismus bzw. der Weltherrschaft, mal der Lebensmittelindustrie oder der Pharmaindustrie, mal der USA. Es wird vor geplantem »Massenmord«, »Genozid«, »gezielter Bevölkerungsreduktion« und dergleichen gewarnt.

Wer steckt hinter diesen Untergangsszenarien? Lange Zeit waren es vor allem Anbieter von angereicherten Lebensmitteln und Nahrungsergänzungsmitteln, die berechtigte Sorge haben, dass der CA den Verkehr ihrer Produkte einschränkt. In der Fundamentalkritik am Codex werden daher meist bekannte und längst widerlegte Argumente für Nahrungsergänzungsmittel zum Besten gegeben, etwa dass der Gehalt an Vitaminen und Mineralien in unseren Lebensmitteln seit Jahren dramatisch sinke (»... um bis zu 70 Prozent«, wird gern behauptet) und wir daher im Grunde allesamt unterversorgt wären.

Doch weder der CA noch andere Regelungen können Nahrungsergänzungsmittel oder gesunde Lebensmittel »verbieten«. Was die Anbieter vieler Mittel vielmehr fürchten, ist, dass die Grauzone, in der sie operieren, eingeschränkt wird. Für die Masse der Menschen hierzulande gilt: Sie hatte noch nie so viele Möglichkeiten, selbst über gesunde Ernährung zu entscheiden und Lebensmittelsicherheit mit Gestaltungsfreiheit zu verbinden. Wenn sie es nicht tut, so mag dies teilweise durchaus an der Macht der Lebensmittelindustrie, irreführender Werbung und Desinformation liegen (und an einigen anderen Gründen wie mangelhafter Bildung in Ernährungsfragen), nicht jedoch an einer ominösen »Codex-Alimentarius-Mafia«.


## Unsere Nahrungsmittel sollten Heilmittel und unsere Heilmittel Nahrungsmittel sein?

Wenn wir ausgewogen essen, wird unser Körper in der Regel täglich mit wichtigen Nährstoffen versorgt sein, die ihn auch in die Lage versetzen, mit überschaubaren Dosen von Umweltgiften einigermaßen zurande zu kommen. Das wird unter anderem wohl der Sinn dessen sein, was Hippokrates meinte, als er Nahrungsmittel mit Heilmitteln gleichsetzte. Doch mit der heutigen Nahrung nehmen wir immer öfter immer mehr Stoffe zu uns, die unerwünscht sind: Schadstoffe, Chemikalien, Gifte. Zum einen gibt es Substanzen, deren Schädlichkeit bewusst hingenommen zu werden scheint, wie zum Beispiel besagte Pflanzenschutzmittel. Aber auch viele der von den meisten Menschen als ungefährlich eingestuften Nahrungs(ergänzungs)mittel sind »nicht ohne«, haben sie doch ebenso wie Medikamente auf chemischer Basis halt auch mehr oder weniger ausgeprägte Nebenwirkungen.

Die konventionell-industrielle Lebensmittelproduktion ist zum Beispiel ohne diverse Zutaten aus den Chemielabors undenkbar. Besonders die Geschmacksingenieure sind hier auf bizarre Weise kreativ. Sie gewinnen Erdbeeraroma aus Sägespänen, Vanillin aus Abfällen der Papierindustrie und Fleischextrakt aus Klärschlamm. Drei Viertel aller Lebensmittel stammen aus industrieller Fertigung. Was wie Brot, Wurst oder Joghurt aussieht, ist von innen vielfach ein Hightech-Konglomerat aus Ersatzstoffen, künstlichen Aromen, Bindemitteln, Enzymen und Farb- und Konservierungsstoffen.

Enzyme von Mikroorganismen produzieren einen Großteil von Substanzen. Diese Eiweiße, die bestimmte chemische Reaktionen auslösen, gewinnen in einem »Fermentation« genannten Prozess aus Mikrobenkulturen die Grundstoffe für die Fertigwaren der Lebensmittelindustrie. Dabei kommen Darmbakterien oder auch der Schimmelpilz Aspergillus niger zum Einsatz, wie bei der Zitronensäureherstellung (Aspergillus niger ist der Pilz, der manchmal schwarz an Hauswänden zu sehen ist und dessen negative Auswirkungen auf unsere Gesundheit sehr gravierend sein können). Kleinste, mit bloßem Auge nicht sichtbare Sporen sind schon schwer gesundheitsschädigend, und Pilze reagieren nicht auf Penicillin.

Bei den biotechnischen Verfahren werden stets auch Antibiotika eingesetzt, denn Penicillin verhindert das Wuchern unerwünschter Bakterienkulturen im Nährboden. Die gentechnische Methode arbeitet mit antibiotikaresistenten Genen, die an das zu duplizierende Erbmaterial gekoppelt sind. Über die so hergestellte Nahrung gelangen immer feinste Rückstände davon in den menschlichen Organismus. Gemeinsam mit den ebenfalls antibiotikagesättigten Produkten der Massentierhaltung sorgen sie dafür, dass immer mehr Antibiotikaresistenzen entstehen – mit der Folge, dass schon besiegt geglaubte Infektionskrankheiten wieder zu einer Bedrohung werden.

Eine große Gefahr, die von industriell gefertigten Lebensmitteln ausgeht, ist aber auch die steigende Anzahl von Allergien. Besonders gefährlich sind dabei die versteckten Allergieauslöser. Da selbst die üblichsten Lebensmittel eine unüberschaubare Zahl von Ausgangsmaterialien enthalten, ist es unmöglich, sich umfassend zu schützen. Eine englische Nussallergikerin erlitt zum

Beispiel einen tödlichen Schock, als sie Zitronen-Pie aß, in dem Nussfragmente gefunden wurden.[34]

Im Supermarkt scheint es auf den ersten Blick kein Problem zu sein, gesunde Lebensmittel zu kaufen, denn viele Produkte werben damit, besonders gesund zu sein. Die Frühstückflocken versprechen Fitness. Schokolade gibt vor, »joghurtleicht« zu sein. Leberwurst ist aus »gesundem Geflügelfleisch«, und auf Fertigsuppen prangt die Aufschrift »natürlich, ohne geschmacksverstärkende Zusatzstoffe«. Doch tatsächlich enthalten gerade solche Produkte oft viel zu viel Zucker, Salz und vor allem Fett. Und das »gesunde« Geflügelfleisch stammt in der Regel aus der Massentierhaltung, deren ethisch-moralische Bedenklichkeit und negativen Konsequenzen für Mensch, Tier und Umwelt immer wieder dokumentiert werden, mittlerweile auch von Mainstream-Medienvertretern und zur Primetime reichweitenstarker Sender. Verbraucherschützer fordern bereits seit vielen Jahren eine wesentlich bessere und vor allem ehrlichere Kennzeichnung und das Verbot von irreführender Werbung. Was tatsächlich in den Lebensmitteln enthalten ist, steht meist nur kleingedruckt, kaum lesbar und dann auch nur zum Teil auf den Produkten. Anne Markwardt, Pressesprecherin von »Foodwatch«, sagt hierzu:

»Wir haben in Deutschland inzwischen ein massives Problem mit ernährungsbedingten Krankheiten, beispielsweise mit Diabetes als Folge von Übergewicht. Die Lebensmittelindustrie trägt eine Mitverantwortung dafür, weil sie verschleiert, was in ihren Produkten tatsächlich drinsteckt. Man gewinnt den Eindruck, wenn man durch den Supermarkt geht, es sei alles gesund und ausgewogen, mit diesen Begriffen und Suggestionen wird gespielt. Tatsächlich sind die Fitnessprodukte, die Kinderprodukte, die gesunden Produkte zu oft Zucker- und Kalorienbomben.«[35]

106

Auch Hypothesen lassen sich gut vermarkten. Nahrungsergänzungsmittel gibt es wie Sand am Meer: ein Milliardengeschäft.
Die Hersteller versprechen, den Tagesbedarf an Vitaminen und
Mineralien leicht und effektiv zu decken. Gesundheit hochkon-
zentriert? Bestimmt nicht, da ist zum Beispiel der Ernährungswissenschaftler Dr. Bernhard Watzl sicher: Für den normalen
Verbraucher sei es in keiner Weise so, dass eine unzureichende
Ernährung allein über die künstlichen Vitamine zu einer gesunden Ernährung verändert werden könnte. In Obst und Gemüse
seien nicht nur unglaublich viele Mineralstoffe, Vitamine, Fol-
säuren, Spurenelemente etc., sondern wir profitierten durch ein
weiteres Spektrum an den sogenannten sekundären Pflanzenstof-
fen, die für die Gesundheit eine ganz entscheidende und unverzichtbare Rolle spielen und denen wir uns weiter unten noch
widmen. Was aus der Natur kommt, ist eben doch nicht so
schlecht, wie es oft dargestellt wird – selbst dann nicht, wenn die
Landwirtschaft Massenware liefert.
Es gilt also immer noch die mittlerweile schon fast zur Binsenweisheit gewordene Empfehlung, wenn möglich, Fertigprodukte
so weit als möglich zu meiden, besser unverarbeitete Lebensmittel zu kaufen und diese selbst zuzubereiten.


## Stevia und seine süßen Kontrahenten

Wenn ich Ihnen hier einige der weltweit auftretenden Belastungen und Gifte nenne, die unseren Körper kontaminieren und vor
allem auch unsere Leber überfordern können, ist es keineswegs
mein Ziel, Sie in Angst und Schrecken zu versetzen, das tun unsere einschlägigen Medien schon mehr als genug. Aber ohne Ein-
sicht in die Zusammenhänge kann man sich nicht hinreichend
schützen und danach streben, die allgemeinen Bedingungen zu
verbessern. Die Thematik ist komplex, und man fühlt sich leicht

überfordert. Davon sollte man sich aber nicht ins Bockshorn jagen lassen. Sie sind schon auf dem richtigen Weg, wenn Sie bei der Wahl Ihrer Lebensmittel, der Wohnumgebung und der Gegenstände des täglichen Bedarfs vor allem zwei Grundsätze beherzigen:

– Wenn Sie wählen können, wählen Sie immer die Natur!
– Wenn Sie sich schützen wollen, schützen Sie zuallererst Ihre Leber!

Die von Jean-Jacques Rousseau (1712–1778) geprägte Devise »Zurück zur Natur« hat im wohlverstandenen Sinne heute mehr denn je Gültigkeit, vor allem, wenn es um Ihre Gesundheit oder um die Ihrer Kinder geht! Ich möchte Ihnen zur Verdeutlichung hierfür ein weiteres kleines Beispiel dafür vor Augen halten, wie sehr den Interessenvertretern – in diesem speziellen Fall – der Zuckerindustrie und den verantwortlichen Behörden Ihre Gesundheit am Herzen liegt.

Worum geht es dabei? Es geht bereits seit Jahrzehnten um Stevia und um sein chemisches Äquivalent Aspartam, zuerst aber zu Stevia. Eine bessere Alternative zum Zucker oder irgendeinem chemischen Ersatzmittel ist das natürliche Süßungsmittel Stevia, das pflanzlich gewonnen wird (aus dem sogenannten Süßkraut [Stevia rebaudiana]) und ideal zum kalorienfreien Süßen verwendet werden kann. Viele Jahre hat die amerikanische Gesundheitsbehörde FDA den Gebrauch und den Verkauf von Stevia verhindert, um den Agro-Giganten Monsanto, der gerade das Aspartam vermarktete, finanziell zu schützen, indem man Stevia sozusagen einfach auf die Anklagebank brachte. Grund: Ein paar Mausböcke wurden aufgrund der Überfütterung mit Stevia infertil.

Das gleiche Problem beschleicht die Zulassungskommission in Deutschland seit Jahrzehnten. Die Angst, dass die Deutschen aussterben könnten, verhinderte lange Zeit die Zulassung einer Pflanze, die nachweislich keine Karies, keine Fettsucht, keine Kopfschmerzen, Übersäuerung, Entkalkung, Mangelerscheinungen, Hyperaktivität, Nerven- und Nierenleiden und keinen Krebsverdacht wie vielfach nachgewiesen beim Zucker auslöst. Nein, sondern sie steht lediglich im Verdacht, bei extrem hoher Dosierung Unfruchtbarkeit bei Männern und männlichen Nagern auszulösen!

Doch wozu gibt es Statistiken? In Argentinien, Brasilien und Paraguay, also dort, wo Stevia seit ein paar hundert Jahren konsumiert wird, ist ein Geburtenzuwachs zu vermerken, während das Statistische Bundesamt in Deutschland einen immer auffälliger werdenden Geburtenrückgang verzeichnet. Eine Entwicklung, die man mit etwas Glück Stevia in die Schuhe hätte schieben können, wenn – ja, wenn man das Kraut in Deutschland zugelassen hätte. So aber ist die Ursache doch wohl woanders zu suchen.

Im Juli 2011 haben sich die Mitglieder des ständigen Ausschusses für Lebensmittelsicherheit in Brüssel schließlich für die Zulassung von Steviolglykosiden ausgesprochen.

Stevia scheint der ideale Zuckerersatz zu sein. Es ist etwa 300-mal süßer als Haushaltszucker, dabei aber nahezu kalorienfrei! Stevia hat eine Süßkraft, die weit über der von herkömmlichem Zucker liegt. Ein Gramm eines aus der Pflanze extrahierten Süßstoffs, ebenjenes Steviolglykosids, reicht aus, um bis zu 300 Gramm Zucker zu ersetzen. Dabei verursacht Stevia nicht die Nebenwirkungen von Zucker oder Süßstoffen. Also ist Stevia nicht nur für Übergewichtige und Diabetiker ein interessanter Zuckerersatz.

Sprechen wir aber jetzt mal von einem in der EU seit langem zugelassenen Gegenspieler Stevias, dem Aspartam. Aspartam (E 951) ist etwa 200-mal süßer als Zucker und wohl eine der gefährlichsten Substanzen, die jemals als künstliche »Lebensmittel« auf die Menschheit losgelassen worden sind.

Bei seiner Markteinführung war Aspartam in etwa hundert Produkten zu finden. Nach einer damaligen und zwei weiteren Anhörungen vor dem US-amerikanischen Kongress wurden keine Konsequenzen aus den schädlichen Nebenwirkungen dieser Substanz gezogen. Mittlerweile verwendet man Aspartam in über 9000 Produkten, und der Patentschutz ist abgelaufen. Das heißt, jeder kann nun Aspartam herstellen und verkaufen. Unterdessen erblinden Menschen, weil Aspartam in der Augennetzhaut (Retina) zu Formaldehyd umgewandelt wird. Die Giftigkeit von Formaldehyd ist ähnlich der von Zyanid und Arsen. Beides sind tödliche Gifte.

Aspartam ist ein sogenannter Zuckerersatzstoff (E 950-999). Die chemische Bezeichnung lautet »L-Aspartyl-L-Phenylalaninmethylester«. Mal sitzt es auf der Anklagebank, dann wird es wieder freigekauft, mal bescheinigt man ihm Ungefährlichkeit, dann werden ihm noch etwa neunzig weitere, durch Langzeituntersuchungen bestätigte mögliche Komplikationen vorgeworfen: eine Palette von möglichen Nebenwirkungen, die so manches verschreibungspflichtige Medikament vor Neid erblassen lassen würde. »Vieltrinker« kommen zum Beispiel auf die dreißigfache Menge der »empfohlenen« Tageshöchstdosis dieser Substanz.

Die Freigabe von Aspartam als Nahrungsmittelzusatz und Zuckerersatz durch die amerikanische Food and Drug Administration ist ein Beispiel für die Verbindung von Großkonzernen und den jeweiligen Regierungsbehörden sowie die Überflutung der wissenschaftlichen Gemeinde mit gewollt getürkten Informationen und Desinformationen. Es liegen Beweise vor, die bestätigen, dass Labortests gefälscht, Tumoren von Versuchstieren entfernt, erkrankte Tiere ersetzt und aus dem Versuch genommen und für eine gewisse Zeit eingefroren wurden, um Gefährlichkeitsnachweise zu erschweren und offizielle Behörden bewusst falsch zu informieren.

Es gäbe noch viel mehr über das kleine unscheinbar weiße Pulver zu berichten, dessen Gefährlichkeit mehrfach erwiesen und genauso oft geleugnet wurde, aber allein der gesunde Menschenverstand sollte jedem die Augen öffnen, wenn sogar der amerikanische Geheimdienst CIA Aspartam bis Mitte der siebziger Jahre in der Liste biochemischer Kampfstoffe geführt haben soll!

Als die negativen Wirkungen von Aspartam, unter anderem auch bekannt als »NutraSweet«, immer bekannter wurden, hat man Aspartam in »AminoSweet« umbenannt!

Ich habe viele ähnliche Geschichten über Manipulationen und Tricks innerhalb der Nahrungsmittelindustrie gehört, aber ein selbst erlebtes Ereignis möchte ich Ihnen an dieser Stelle nicht vorenthalten.

Ich war in den ersten Semestern meines Chemiestudiums. Wir hatten gerade Semesterferien, als ein Studienkollege, eigentlich schon mehr ein Freund, mich und noch ein paar andere Kommilitonen zu einer Werksbesichtigung zu seines Vaters Arbeitsstelle einlud. Als wir ankamen, bekamen wir erst einmal die Kantine zu sehen, und man setzte uns so allerlei vor. Ich war zwar wesentlich Geschmack- und Gehaltvolleres aufgrund der böhmischen Kochkünste meiner Mutter gewohnt, aber wie wir Studenten so oft beim Essen in der Mensa gefeixt hatten: »Der Hunger zieht's rein.« Nach der offiziellen Begrüßung machten wir uns zur Besichtigung auf und wurden durch zahlreiche Gebäude geführt, bis wir im Herz des Komplexes angekommen waren – den Versuchslabors. Man hatte das Gefühl, in einem Parfümerieladen zu stehen. Etwas weiter hinten wurden wir von dem Laborleiter begrüßt, und er deutete uns an, wir sollten seinen Tisch umringen. Nachdem wir alle um ihn herum standen, erklärte er uns die vor ihm aufgebaute Versuchsreihe, die er X , verbunden mit einer Zahl, nannte. Mit den meisten der Stoffe, die in Gläsern, Kolben, Reagenzgläsern so vor ihm standen, hatten wir selbst schon zu tun gehabt. Neu war uns, dass er uns vorsichtig von manchen nippen ließ und dass man die verrücktesten Geschmäcker herausbekam.

»Hier befindet ihr euch im Geburtssaal der Geschmäcker der Zukunft.« Während einige von uns ihre Blicke herumschweifen ließen, muss ich zugeben, dass mir schauderte. Ich deutete mit dem Finger Richtung Kantine und fragte: »Das da unten …?«

Er nickte: »Alles von hier. Das ist die Zukunft.«

Ein anderer Studienkamerad, dem der Gedanke an diese Zukunft genau so wenig zu gefallen schien wie mir, stellte die, wie ich heute noch empfinde, entscheidende Frage: »Essen Sie das alles auch?«

Es folgte nur eine lakonische Antwort, die für mich bis heute prägend ist: »Ich weiß, was drin ist; und das sollte genügen.«

## Isotonische Getränke

Ein Produkt lukrativen menschlichen Einfallsreichtums sind zum Beispiel auch isotonische Getränke. Welche Schäden Alkoholika, im Übermaß genossen, nicht nur für unsere Leber, sondern ebenso für den restlichen Körper, die Seele und für unser soziales Leben zur Folge haben kann, ist hinlänglich bekannt und wird auch in diesem Buch erläutert. Doch was sollen wir stattdessen trinken, wenn wir etwas für unsere Gesundheit tun wollen? Durch einschlägige Werbung mit »Testimonials« in sportlichem und medizinischem Setting animiert, meinen viele Menschen nun, ebenjene isotonischen Getränke seien hier ein Mittel der Wahl. Darunter versteht man Lösungen, die den gleichen osmotischen Druck wie menschliches Blut haben (7,5 Bar). Das Wort »isotonisch« ist aus dem Griechischen hergeleitet und bedeutet »mit gleicher Spannung« oder »gleichem Druck«. Es handelt sich um Getränke mit einer Vielzahl von Kohlenhydraten,

Mineralien und Vitaminen (zum Beispiel alkoholfreies isotonisches Bier, das neben Mineralstoffen auch viele Vitamine enthält).

Beim Vergleich der Inhaltsstoffe von isotonischen Getränken verschiedener Hersteller fällt auf, dass es große Unterschiede bei der vermeintlich optimalen Zusammensetzung eines Elektrolytgetränkes gibt. In Deutschland fehlt nämlich eine rechtliche Regelung hinsichtlich der Mineralstoffzusammensetzung für isotonische Getränke, was zu ausgesprochen kreativen Theorien und einfallsreichen Mixturen auf dem Getränkesektor führt (lediglich der Druck ist vorgeschrieben).

Doch woher wissen Sie genau, ob Ihr Körper gerade diese Mineralstoffe braucht, die Sie da möglicherweise trinken? Jedes hat eine andere Zusammensetzung. Aber wissen Sie genau, welches gerade in einem bestimmten Moment zu Ihnen passt? Von all den Möglichkeiten in Ihrer Reichweite?

Der Arbeitskreis Ernährung und Sport an der Universität Gießen lehnt allerdings auch isotonische Getränke ab, deren Mineralstoffkonzentration der menschlichen Körperflüssigkeit gleicht. Begründung: Bei intensivem Schwitzen verliert der Körper mehr Wasser als Mineralien. Daher sollten Sportler den Durst mit Getränken wie Mineralwasser oder Früchtetee löschen, die Spurenelemente in geringer Konzentration enthalten, also das genaue Gegenteil, nämlich hypotonisch sind.

Wie steht es aber mit den Mineralien, die beim Schwitzen unstreitbar verlorengehen? Da haben die Firmen offenbar recht verschiedene Vorstellungen, was in welchen Mengen zu ersetzen ist. Die Komposition ihrer Getränke ist so unterschiedlich wie wohl auch zufällig. Die Schwankungen reichen zum Beispiel von 94 bis zu 588 Milligramm Kalium oder von 44 bis zu 480 Milligramm Magnesium je Liter.

Davon abgesehen, brauchen Freizeitsportler keine Extragaben an

Mineralien, weil körperliche Anstrengung in Maßen niemanden in einen Mangelzustand versetzt. Nur bei intensiver und andauernder Belastung, etwa einem Marathonlauf, liegen die Dinge anders. Wer seinem Körper solche Strapazen zumutet, sollte ihn *gezielt* mit Mineralien versorgen, nicht mit solchen Allerweltsprodukten bzw. -getränken. Überteuerte »Isodrinks« müssen Leistungssportler trotzdem nicht zu sich nehmen. Ein leichtes Mineralwasser, gemischt mit Apfelsaft, tut es auch.

Womit wir beim Thema »Wasser« wären. »Alles ist aus dem Wasser entsprungen! Alles wird durch das Wasser erhalten!«, heißt es in Goethes *Faust*. Wie wahr diese Worte sind, wissen wir spätestens seit Darwin. Wasser ist bekanntlich lebensnotwendig – es ist ein absolutes Muss, täglich eine Mindestmenge Flüssigkeit aufzunehmen.

Der menschliche Körper besteht zu etwa 80 Prozent aus Wasser. 1000 Liter Blut fließen täglich durch unsere Nieren. Die wasserreichsten Organe – Gehirn, *Leber* und Muskulatur – reagieren auf Wasserverluste besonders empfindlich. Der Organismus scheidet zwar »nur« etwa 2,5 Liter im Laufe eines Tages aus, aber diese Menge muss ersetzt werden, und dazu gibt es bekanntermaßen verschiedene Möglichkeiten.

Eine weitere, von der sich gewisse Leute hohe Profite versprechen, wollen wir uns doch mal genauer betrachten, nämlich Tafelwasser. Natürliches Mineralwasser bedeutet gemäß Mineral- und Tafelwasserverordnung: »Es muss ein ursprünglich reines Wasser aus unterirdischen, geschützten Wasservorkommen mit natürlichem Gehalt von Mineralien und Spurenelementen sein, Abfüllung am Quellort.« Ein Tafelwasser dagegen kann aus irgendeinem beliebigen Wasserkran entnommen werden. Die Minimalforderung »Trinkwasserqualität«, die für Tafelwässer vorgeschrieben ist, gilt also auch für das häusliche »Kranenburger«. Das macht sich unter anderen ein weltweit operierender Softdrinkgigant zunutze. Von den knapp 100 Millionen Litern Tafelwasser werden nach allergröbsten Einschätzungen des Bundesverbandes der Deutschen Erfrischungsgetränkeindustrie zwischen 50 und 70 Millionen Liter von diesem vertrieben. Hiervon wiederum die Hälfte in der Gastronomie. Man kommt also gar nicht so leicht an diesem Getränk vorbei. Interessant ist, dass der Hersteller keine Mineralstoffanalyse angibt, da sich die Entnahmeorte des Wassers unterscheiden.

Wenn man sich die Kosten für einen Liter Leitungswasser vergegenwärtigt und sieht, was eine Flasche dieses Tafelwassers kostet, wird einem schnell klar, wer einen tausendprozentigen Nutzen von diesem Getränk hat. Der Kunde ist das ganz gewiss nicht.

Schauen Sie es stattdessen doch einfach der Natur ab (viele Tiere lecken im Bedarfsfall Salz). Nehmen Sie lieber einfach den Streuer mit nichtraffiniertem Meer- oder Steinsalz und geben Sie ein Prise davon ins Leitungswasser. Es ist eine der simpelsten und preisgünstigsten Methoden, den Mineralstoffhaushalt wieder auszugleichen. Dann kommen Sie näher an den isotonischen Idealzustand heran, als das mit jedem Getränk möglich ist, das sich isotonisch schimpft oder sich mit einem Anflug dubioser Mineralstoffe ein Alibi für ein total überteuertes Tafelwasser zulegt.

Übrigens – mineralstoffhaltiges Wasser ist weniger zu empfehlen als mineralstoffarmes. Kaum jemand weiß jeden Tag zu jeder Stunde genau, welche Mineralien ihm gerade fehlen oder von welchen Mineralien man vielleicht sogar zu viel hat. Vor allem, wenn es um ältere Leute geht, müsste da wesentlich gezielter vorgegangen werden, weil bei stark mineralstoffhaltigem Wasser die Überschüsse im Körper abgespeichert werden müssen und bei älteren Menschen die Entgiftungsfähigkeit und die Ausscheidungskapazität im Vergleich zu jüngeren ja stark eingeschränkt sind. Auch bei Mineralstoffen oder Vitaminen gilt also ohne Unterschied wie überall: »Nur die Dosis macht das Gift.«

## Sekundäre Pflanzenstoffe[36]

In natürlichem Wasser, Obst und Gemüse sind nicht nur viele Mineralstoffe respektive Vitamine, sondern auch sogenannte »sekundäre Pflanzenstoffe«, also zusätzliche Hilfsstoffe, die für die Gesundheit eine ganz entscheidende Rolle spielen und an die kein noch so hoch angepriesenes und teuer beworbenes »naturidentisches« Nahrungsergänzungsmittel und kein »Powerdrink« heranreichen.

Es gibt ungefähr 30 000, aber nur 10 000 sind bisher genauer bekannt. Sie werden inzwischen, was ihre Bedeutung für die Gesundheit angeht, auf eine Stufe mit natürlichen Vitaminen, Mineralstoffen und Ballaststoffen gestellt. Sekundäre Pflanzenstoffe kommen in Pflanzen nur in sehr geringen Mengen vor, weshalb man ihnen lange Zeit keine große Beachtung schenkte. Mittlerweile werden sie jedoch als wichtiger Schutzfaktor gegen das Auftreten vieler Erkrankungen angesehen.

Abgesehen davon, dass grundsätzlich mehr Obst und Gemüse gegessen werden sollte, gibt es inzwischen immer mehr Hinweise darauf, dass Vitamine und Mineralien nur dann optimal im Körper wirken können, wenn sie auf natürlichem Weg aufgenommen werden. Eine Rolle dabei spielen sicher ebenjene sekundären Pflanzenstoffe. Wahrscheinlich ist das Zusammenspiel der Vitamine und Mineralien mit vielen weiteren Pflanzeninhaltsstoffen, deren Wirkung wir wie gesagt nur zum geringen Teil kennen, für diesen Effekt verantwortlich. Deshalb ist es auch besonders wichtig, dass man sich so abwechslungsreich und naturbelassen wie möglich ernährt. »Nahrungsergänzungsmittel« können also niemals die Wirkung von naturbelassenen Lebensmitteln erlangen, im Gegenteil, sie können, wie allerlei Studien belegen, sogar mehr Schaden anrichten als nützen.

Sekundäre Pflanzenstoffe dienen eigentlich der Pflanze selbst.

Diese produziert jene Substanzen nicht in ihrem primären Stoffwechsel, sondern im sogenannten sekundären, der nicht direkt ihrem Wachstum dient – daher auch der Name »sekundäre Pflanzenstoffe«. Sie haben in der Pflanze beispielsweise die Aufgabe, sie vor den schädlichen Auswirkungen der UV-Strahlung zu schützen oder auch vor Fressfeinden. Sie dienen der Pflanze ebenso als immunstärkender Farbstoff, zum Beispiel bei der Roten Bete.

Man kann davon ausgehen, dass das, was die Pflanze schützt, auch unserem Organismus in vergleichbarer Weise dient. Noch vor einigen Jahren galten sekundäre Pflanzenstoffe als giftig. Anfang der neunziger Jahre stellte man allerdings fest, dass sie die Gesundheit fördern können. Inzwischen ist das Spektrum der zugeschriebenen Wirkungen schon recht vorzeigbar. So wirken die »sekundären« Pflanzenstoffe:

- antikanzerogen (das Krebsrisiko senkende Funktion),
- antimikrobiell (Schutz vor Pilz-, Bakterien- und Virenbefall des Körpers),
- antioxidativ (Schutz vor den sogenannten freien Radikalen, die die Zellen oxidativ schädigen) sowie
- immunmodulierend (Stärkung des Immunsystems).

Mit einer ausgewogenen Ernährung nehmen wir am Tag etwa 1,5 Gramm der sekundären Pflanzenstoffe auf. Vegetarier liegen da noch wesentlich höher. Die verschiedenen sekundären Pflanzenstoffe lassen sich in Gruppen einteilen:

- *Carotinoide:* Bekanntester Vertreter dieser sekundären Pflanzenstoffe ist das Beta-Carotin, das in Möhren, Aprikosen und anderem gelborangefarbenem Obst und Gemüse zu finden ist. Aber auch Xanthophylle aus grünblättrigem Gemüse gehören dazu. Sie finden sich zum Beispiel in Spinat oder Grünkohl. Carotinoide wirken antioxidativ und antikanzerogen. Außerdem stärken sie das Immunsystem und schützen vor Herzinfarkt. Eine Untersuchung, die zur Belegung dieser Wirkung durchgeführt wurde, ergab allerdings, dass die chemische (isolierte) Gabe von Beta-Carotin bei dieser Gruppe das Krebsrisiko sogar erhöht hat. Bei einer normalen Ernährung, auch wenn diese carotinoidreich ist, besteht dieses Risiko allerdings nicht. Bemerkenswert, oder?

— *Glucosinolate:* Glucosinolate kommen in vielen Kohlsorten vor. Außerdem sind sie für den scharfen Geschmack von Senf, Meerrettich und Kresse verantwortlich. Glucosinolate beugen Infektionen vor und hemmen die Krebsentstehung. Sie sind nicht sehr hitzestabil. Zwischen 30 und 60 Prozent werden beim Kochen zerstört. Daher sollten die Gemüsesorten, die viele Glucosinolate enthalten, überwiegend roh als Salate gegessen werden (Kohlsorten zum Beispiel als Sauerkraut oder auch das koreanische Kimchi).

— *Lektine:* Lektine sind Eiweißstoffe oder an Zuckerreste gebundene Eiweißstoffe. Sie kommen vor allem in den Samen der Pflanzen vor. Relativ große Mengen sind in Hülsenfrüchten und Getreideprodukten zu finden. Die positive Wirkung der Lektine scheint darin begründet zu liegen, dass sie die Passage durch den menschlichen Darm unbeschadet überstehen und sich dann an der Darmwand festsetzen können. Durch dieses »Andocken« verhindern sie dann die Anhaftung von schädlichen Bakterien an den betreffenden Stellen. Ein bekanntes Lektin ist das Phasein aus Bohnen. Dieses ist allerdings giftig für den Menschen, da es zur Verklumpung der roten Blutkörperchen führt. Phasein wird aber beim Kochen komplett zerstört, so dass nur darauf zu achten ist, Bohnen nicht roh zu essen.

– *Phytosterine:* Sie kommen in pflanzlichen Lebensmitteln (Sonnenblumenkernen, Sesamsamen und Sojabohnen) vor und sind chemisch dem Cholesterin ähnlich, was auch ihre Wirkung erklären könnte. Da sie mit diesem um die Aufnahme in den Körper konkurrieren, senken sie wahrscheinlich den Cholesterinspiegel. Auch in Hinblick auf Darmkrebs hat man positive Wirkungen bei den Phytosterinen entdeckt. Bei der Raffination der Speiseöle werden die Phytosterine weitgehend abgetötet. Daher sollten zu Salaten bevorzugt kaltgepresste Öle verwendet werden.

– *Polyphenole und Flavonoide:* Sie kommen in fast allen Pflanzen vor. Oft sind es Gerbsäuren, die Lebensmitteln (zum Beispiel schwarzem Tee, Trauben und Wein) den herben Geschmack verleihen. Sie kommen als Farbstoffe aber auch in Kirschen, Aprikosen, Beerenfrüchten und Mispeln vor. Das Wirkungsspektrum der Polyphenole und Flavonoide ist besonders groß. Sie wirken vorbeugend gegen Herzinfarkt und schützen vor Krebs, wirken antioxidativ, entzündungshemmend und sind positiv für das Immunsystem. Sie stellen somit ein echtes Highlight der sekundären Pflanzenstoffe dar. Auch Rotwein wird aufgrund der in ihm enthaltenen Polyphenole seit geraumer Zeit eine gewisse gesundheitsfördernde Wirkung zugeschrieben. Bei Traubensaft vermutet man eine ähnliche Wirkung, nur ohne dass die Leber noch zusätzlich wegen des Alkohols schuften muss. Viele Flavonoide sind hitzestabil oder entfalten ihre volle Wirkungen gar erst, nachdem sie durch das Kochen aus der Zellwand herausgelöst werden. Also darf es statt des rohen Obstes auch ruhig mal das Kompott sein.

– *Saponine:* Das sind Bitterstoffe, die in Sojabohnen, Erbsen, Bohnen, Spinat, aber auch in Rosmarin und Salbei vorkommen. Sie stärken die Immunabwehr, senken den Cholesterinspiegel und reduzieren das Risiko, an Darmkrebs zu erkranken.

Besonders im Winter sollten Hülsenfrüchte öfter auf dem Speiseplan stehen. Saponine sind zwar relativ stabil gegen Hitzeeinwirkungen, aber sie gehen ins Kochwasser über. Daher sollte man das Kochwasser nicht wegschütten, sondern zum Beispiel für die Soßenbereitung verwenden.

– *Sulfide:* Sie kommen in Knoblauch, Zwiebeln, Lauch und Schnittlauch vor. Sie hemmen unter anderem das Bakterienwachstum im Magen, was auch das Entstehen der krebserregenden Nitrosamine verringert. Das Problem ist, dass Knoblauch hierfür roh gegessen werden sollte, weil die Sulfide sehr schnell verfliegen.

Zusammenfassend kann man sagen, dass sekundäre Pflanzenstoffe einen nachgewiesenermaßen positiven Effekt auf die Gesundheit ausüben. Viele Wirkungen sind jedoch noch unbekannt. Aber schon jetzt sind natürlich Bestrebungen im Gange, die wertvollen Stoffe in Pillenform auf den Markt zu bringen. Erste Untersuchungen zeigen allerdings, dass dies nicht so leicht ist, wie man es sich vorstellt. Wahrscheinlich ist nämlich ebendie Vielfalt der verschiedenen Pflanzenstoffe für die positiven Wirkungen verantwortlich. Außerdem ist die Verfügbarkeit der einzelnen Pflanzenstoffe aus Präparaten bisher noch kaum untersucht. Auch der exakte Bedarf der einzelnen Stoffe ist bisher nicht bekannt. Also lässt sich nicht bestimmen, mit welchen Mengen die Präparate angereichert werden müssten.
Aus Angst vor einem Herzinfarkt etwa nur noch solche Pflanzen zu essen, die entsprechende sekundäre Pflanzenstoffe enthalten, die die Blutgefäße schützen, würde gesundheitlich nichts bringen. Wichtig ist vielmehr die Integration möglichst vieler verschiedener Obst- und Gemüsesorten der jeweiligen Saison in die tägliche Ernährung, denn die wichtigen Gesundheitsspender bilden sich erst am Ende der Reifezeit. Roh geerntetes und

dann nachgereiftes Obst enthält nur einen Bruchteil der sekundären Pflanzenstoffe. Daher sollten die, die etwas für ihre Gesundheit tun wollen, lieber zum Markt oder direkt zum Erzeuger gehen, statt im Supermarkt das dort häufig angebotene Treibhausgemüse zu kaufen. Denn dies wird tatsächlich meist unreif geerntet.

## Keime und andere Aggressoren

### Virenalarm

»Zum Frühstück ein frischer Obstsalat mit Mangos, Bananen und Papayas, mittags im Restaurant ein knackiger Salat mit frischgefangenen Scampi, mit einem eisgekühlten Caipirinha im Liegestuhl auf der Terrasse träumen und sich dabei vom Meeresrauschen davontragen lassen … und abends bei einem eisgekühlten Cocktail zu den Klängen karibischen Flairs tanzen, tanzen, tanzen: vierzehn Tage lang einen wunderschönen Urlaub auf Martinique genossen, täglich im warmen, azurblauen Meer gebadet. Ein Traum, der ein Leben lang nachwirkt.«
So oder so ähnlich könnte der Ton zum letzten Urlaubsfilm lauten, wenn … ja, wenn auch die Zeit danach problemlos geblieben wäre. Doch einige Wochen später, wieder zu Hause angekommen, fühlte sich die Karibikurlauberin Christine plötzlich müde und schlapp. Sie bekam von heute auf morgen Durchfall, der nicht mehr enden wollte. Die Blutuntersuchung ergab die Diagnose Hepatitis A. Was hatte Christine falsch gemacht?
Genau wird man das in den seltensten Fällen herausbekommen. Es sei denn, jemand hat das gleiche Problem und das Gleiche gegessen oder getrunken, einen Drink mit Eiswürfeln zum Beispiel. Häufig ist es das Wasser, das Keime trägt, welche unser

Verdauungsapparat nicht kennt, nicht mag, aber trotzdem zur nächsten Station – der Leber – durchschleust.

Manchmal geht das Ganze auch fast unbemerkt über die Bühne, wenn das eigene Immunsystem stark genug und darauf getrimmt ist, die Eindringlinge so schnell wie möglich unschädlich zu machen. Nicht so bei Christine.

Bei Ihrer Überlegung, Alkohol töte Viren, lag sie nicht ganz falsch, was das Hepatitis-A-Virus betrifft. Nur – selbst ein harter Drink bringt vielleicht so um die 40 Volumen-Prozent auf. Als Viren- oder Bakterienkiller braucht man da allerdings schon ein etwas stärkeres Geschütz, da eignen sich keine Mixgetränke wie ein Caipirinha aus dem Kontingent einer Hotelbar.

»Hepatitis« heißt übersetzt »Leberentzündung«. Häufigste Ursache hierfür ist die Infektion mit Viren. Bisher sind sechs verschiedene Arten bekannt, die als »Hepatitis-A-«, »-B-«, »-C-«, »-D-«, »-E-«- und »-G-Viren« bezeichnet werden. Die meisten Hepatitisinfektionen verlaufen ohne eindeutige Symptome und bleiben daher oft unerkannt. Die Beschwerden werden häufig als »Darmverstimmung« oder »Grippe« fehlgedeutet.

Manche Hepatitisformen können jedoch in eine chronische Erkrankung übergehen, bei der die Viren jahrelang in der Leber verharren. Dieser Zustand kann sich zwar irgendwann beruhigen, aber auch – schlimmstenfalls – voranschreiten und später schwere Lebererkrankungen verursachen. Hier die verschiedenen Formen im Einzelnen:

- *Hepatitis A:* »Reise-Hepatitis« – so ist die Hepatitis A in Fachkreisen bekannt, da man sich diese Art der Krankheit meist in tropischen Ländern einfängt. Sie wird über verunreinigte Nahrungsmittel und Trinkwasser übertragen. Vor allem Schalentiere sind häufig mit Hepatitis-A-Viren infiziert, die durch Abwässer ins Meer gelangen. Auch mangelnde Hygiene im

Toilettenbereich, teilweise beim Baden in stehenden Gewässern, kann Ursache für eine Ansteckung sein. Die Zeit zwischen der Ansteckung und dem Ausbruch der ersten Krankheitszeichen beträgt zwischen zwei und sechs Wochen. Bereits nach einer guten Woche lassen sich die Viren meistens schon deutlich im Stuhl nachweisen.

### Der Hepatitis erfolgreich vorbeugen

Man kann sich gegen Hepatitis A impfen lassen. Dennoch sollte man vor allem in tropischen Ländern stets eine Regel beherzigen, die unsere schon seit Hunderten von Jahren reiseerprobten westlichen Nachbarn so formuliert haben: *Peel it, cook it or forget it!* Zu Deutsch: »Schäl es, koch es oder vergiss es!« Das heißt im Bedarfsfall konkret:

- Essen Sie Fisch und Fleisch immer nur vollkommen durchgegart – dies auch in Lokalen, die einen guten Ruf haben.
- Essen Sie frisches Obst nur dann, wenn Sie es selbst mit einem sauberen Messer geschält haben.
- Trinken Sie nur abgekochtes oder Mineralwasser aus zuvor ungeöffneten Flaschen.
- Verlangen Sie Ihre Getränke immer ohne Eiswürfel.
- Verzichten Sie auf Salate, denn die werden mit dem herkömmlichen Leitungswasser gewaschen.
- Putzen Sie Ihre Zähne auch nur mit abgekochtem oder Wasser aus der Flasche.

Haben Sie sich dennoch infiziert, sind die ersten Symptome bald spürbar: Müdigkeit, Abgeschlagenheit, Appetitlosigkeit.

Später kommt es zu heftigen Durchfällen, Krämpfen im Darm und allgemein starkem Krankheitsempfinden. Die Krankheit dauert meist vier bis sechs Wochen, geht aber nicht in die chronische Form über.

— *Ansteckung durch Körperflüssigkeiten – Hepatitis B:* Bei der Hepatitis B erfolgt die Ansteckung mit Viren über infiziertes Blut oder Körperflüssigkeiten. 90 Prozent der Übertragungen geschehen bei sexuellen Kontakten. Zu den Risikogruppen gehören auch Ärzte, das Krankhauspflegepersonal und Laborangestellte, die mit entsprechend verunreinigtem Blut in Berührung kommen, sowie Drogenabhängige. – Die Hepatitis B hat sehr vielseitige Symptome und bleibt oft unbemerkt. Bei etwa 20 Prozent der Patienten meldet sie sich über eine Gelbsucht. In sehr seltenen Fällen verläuft sie hoch akut und kann dann innerhalb von wenigen Tagen zum tödlichen Leberverfall führen. Bei etwa 10 Prozent der Erkrankten entwickelt sich allerdings eine chronische Hepatitis B. Gegen die Hepatitis B stehen mehrere Impfstoffe zur Verfügung, wovon die neuesten gentechnisch hergestellt sind. Für Erwachsene ist inzwischen auch eine Kombinationsimpfung gegen Hepatitis A und B zugelassen. Für diejenigen, die sich nicht impfen lassen möchten, ist auf Reisen immer ganz besondere Vorsicht geboten.

— *Hepatitis C:* Die Hepatitisformen C bis G sind seltener und kaum erforscht. Wie die Hepatitis B wird die C-Variante über das Blut und andere Körpersekrete übertragen. Besonders häufig tritt sie bei Drogenabhängigen auf. Über die Hälfte der Erkrankungen werden chronisch. Es gibt noch keinen Impfstoff gegen »die C«.

— *Hepatitis D:* Ausgelöst wird sie über das Blut durch ein Virus, das durch Hepatitis B entsteht. Bei gleichzeitiger Hepatitis-B- und -D-Infektion steht ein schwerer Krankheitsverlauf bevor.

– *Hepatitis E:* Diese Hepatitis wird wie die Hepatitis A durch verunreinigte Nahrungsmittel übertragen. Sie wird nicht chronisch. Es gibt keine Schutzimpfung gegen die Krankheit, die man sich häufig in Mexiko und Indien »holen« kann.

– *Hepatitis G:* Dieses Virus, das hauptsächlich bei Drogenabhängigen zu finden ist, wurde erst vor wenigen Jahren entdeckt. Es hat Ähnlichkeit mit dem Hepatitis-C-Virus und wird über das Blut übertragen. Auch hier gibt es noch keinen Impfstoff.

Eine Behandlung, die die Viren im Akutfall unschädlich macht, gibt es nicht. Die Hepatitis muss ausheilen. Dazu muss aber die Leber unbedingt geschont werden. Das heißt vor allem: Sie müssen selbst dazu beitragen, dass Ihre Leber wieder gesund wird. Also gilt für diesen Fall in erster Linie:

– Essen Sie viel Obst und Gemüse, und meiden Sie möglichst alle fetten und schweren Nahrungsmittel.
– Schonen Sie sich körperlich und seelisch.
– Meiden Sie künstlich hergestellte Medikamente, die die Leber zusätzlich belasten.
– Meiden Sie für mindestens drei Monate jeglichen Alkohol, vom leichtesten bis zum gehaltvollsten.
– Reduzieren Sie im Bedarfsfall adäquat, aber kompromisslos Ihr Körpergewicht. Fasten ist in diesem Fall nicht der richtige Weg, denn es belastet die Leber anfangs vermehrt, da abgespeicherte Bindegewebsgifte verstärkt in den Blutkreislauf ausgeschüttet werden und damit auch in die Leber gelangen. Bei Übergewicht sollten Sie also behutsam und vorsichtig, aber mit aller Konsequenz abnehmen!

– Pflanzliche Präparate mit Mariendistel (Legalon) unterstützen die Entgiftung, helfen bei der Regeneration und schützen die Leberzellen vor weiteren Giftattacken.
– Aber auch Mariendistelfrüchte selber lassen sich hervorragend über ein paar Monate als Tee einnehmen (1 Tasse ½ Stunde vor dem Essen zubereiten und so heiß wie möglich trinken).

## Parasiten

Man möchte meinen, Parasiten wären in unseren Breitengraden ziemlich harmlos und richteten nur in außerordentlichen Ausnahmefällen ernsthaften Schaden an. Die vorherrschende Auffassung ist denn auch tatsächlich, dass Parasiten lediglich ein Problem tropischer bzw. sogenannter Drittweltländer wären. Doch liegt man mit dieser Vermutung weit daneben! Heutzutage werden durch Parasiten verursachte Beschwerden unter den Top Ten der weltweit schädlichsten Infektionserkrankungen der Menschen eingeordnet (WHO).

Die meisten Parasiten halten sich bevorzugt im Darm auf, da gibt es halt für sie das beste Nahrungsangebot. Manche aber bevorzugen andere Organe wie das Gehirn, und es gibt einige, die auch unsere Leber bevorzugen, wie nach nicht ganz ausgeheilten Infektionserkrankungen (Amöbenruhr) oder aber durch den Fuchs- oder Hundebandwurm. Bei häufigem Kontakt oder entsprechenden Symptomen sollte man auf jeden Fall diese Möglichkeit nicht ausschließen.

Unter Parasiten[37] versteht man Lebewesen – zum Beispiel Würmer oder auch Zecken –, die ganz oder zeitweise in oder auf einem anderen Lebewesen leben, dem Wirt.

Manche Parasiten befallen nur einen bestimmten Hauptwirt, weil sie eng an seinen Organismus angepasst sind, andere befallen ab und an auch andere Arten (Nebenwirte). Der Lebenszyklus eines Parasiten kann sich in oder auf nur einem Wirt abspielen oder auch mal einen Wirtswechsel erfordern. Dabei unterscheidet man weiter Zwischenwirte, in oder auf denen sich der Parasit nur ungeschlechtlich (asexuell) vermehrt, und den Endwirt, in oder auf dem es zur geschlechtlichen (sexuellen) Vermehrung des Parasiten kommt. Sogenannte Transport- oder Sammelwirte spielen bei der Verbreitung eine große Rolle. Sie übertragen den Parasiten, dienen aber nicht der Vermehrung.

Parasiten sind auf der ganzen Welt verbreitet. In den tropischen und subtropischen Klimazonen gibt es eine deutlich größere Menge und Artenvielfalt der Parasiten als im Norden. Ursachen dafür sind zum Beispiel die für Parasiten günstigeren Temperaturen, zum anderen die schlechteren sozialen Bedingungen der dort lebenden Menschen, die häufig auch eine mangelnde Hygiene und Gesundheitsvorsorge mit sich bringen.[38]

Parasiten können etwa durch den Verzehr von nicht gargekochtem Rindfleisch, Fisch oder anderer Fleischnahrung in den Körper gelangen. Parasiteneier haben einen Schutzmembran, die enormer Hitze und Kälte standhält.

Weitere Möglichkeiten, sich diese Plagegeister einzufangen, sind das Barfußlaufen auf infiziertem Boden, Mückenstiche, Flohbisse, der Verzehr von nicht genügend gewaschenem rohem Gemüse (Salate) oder das Trinken infizierten Wassers. Der Kontakt mit Fäkalien (Unsauberkeit während und nach dem Toilettengang) zählt ebenfalls zu den Ursachen.

Parasiten können mikroskopisch klein sein oder wie beim Bandwurm bis 35 Meter Länge aufweisen. Zugegeben, die meisten Bandwürmer sind erheblich kürzer, aber deswegen nicht weniger unangenehm. Mehr als 350 Parasitenarten können im menschlichen Körper leben. Bandwurminfektionen haben sich auch in den sogenannten zivilisierten Ländern in den letzten Jahren vervielfacht. Dies ist höchstwahrscheinlich eine Folge des Verzehrs von nicht gargekochtem Fleisch und Fisch. Eine Plattwurmart, ein Egel, kann im Darm, in der Leber, in der Lunge und im Blut leben. Die Trichine ist ein winziger Wurm, der Schweine infiziert und durch das Essen von nicht gargekochtem Schweinefleisch oder Schinken aufgenommen wird. Die Larve bohrt sich durch die Darmwand und gelangt dann in die Blutbahn ihres zukünftigen Ernährers. Das Blut bringt die Larven ins Muskelgewebe, wo diese Würmer dann in Saus und Braus leben, wachsen und munter vor sich hin gedeihen und ihrem Wirt Probleme jeder Art bereiten.

Die erfolgreiche Beseitigung von Parasiten aus allen Körperteilen hängt immer zuerst von der erfolgreichen Eliminierung von Parasiten aus dem Verdauungstrakt ab. Eine effektive Ausleitung der Parasiten aus dem Körper ist vor allem von verschiedenen Punkten abhängig: an erster Stelle vom Zustand des Darms und dem davon abhängigen Immunsystem. Bei parasitärem Befall ist eine Colon-Hydro-Therapie die erste und beste Wahl, wie ich sie in meinem Buch *Gesunder Darm, gesundes Leben* beschrieben habe.

Das Immunsystem des Darms ist, wenn es nicht durch andere Aufgaben überfordert ist, normalerweise durchaus in der Lage, die meisten Krankheitserreger und somit auch Parasiten zu zerstören. Der Darm eines durchschnittlichen Mitteleuropäers ist jedoch mit überschüssigem tierischem Eiweiß und Schleimbelag belastet. Er kann nur noch schwer seinen natürlichen Aufgaben nachkommen. Parasiten lieben und gedeihen besonders auf überschüssigen unverdauten Eiweißen und Giftstoffen, die von der überwiegend tierischen Nahrung mit ins Darmmilieu eingeschleust werden. Je maroder der Darm, desto stärker die Schleimproduktion, die eine ideale Operationsbasis für Parasiten aller Art darstellt, man könnte sagen, es sind fast schon paradiesische Zustände für die kleinen Plagegeister. Von hier aus können sie sich ungehindert über die Blutbahn zu ihren Lieblingsorganen verbreiten, um manchmal, wenn sie unentdeckt und unbekämpft bleiben, erst nach Jahrzehnten ihrem Wirt in den Tod zu folgen. Vorbeugen können Sie einem potenziellen Parasitenbefall zum großen Teil mit den Maßnahmen, die schon im vorangegangenen Abschnitt über die Viren beschrieben worden sind. Ist der »Ernstfall« eingetreten, sollten Sie aber auf jeden Fall fachkundige Hilfe in Anspruch nehmen.

## Freie Radikale

Wohl jeder weiß, dass der menschliche Körper Sauerstoff zum Leben braucht. Wichtige Stoffwechselprozesse zur Energiegewinnung sind ohne Sauerstoff nicht möglich. Während dieser Vorgänge entstehen jedoch unvermeidbare Zwischenprodukte des Sauerstoffes, die hochreaktiv und aggressiv sind. Man nennt sie »freie Radikale«. Freien Radikalen fehlt nach dieser Denkweise in ihrer chemischen Struktur ein Elektron. Sie greifen andere Moleküle an, um ihnen ein Elektron zu rauben. Die attackierten Moleküle werden nun auch zu freien Radikalen und brauchen selbst wieder ein Elektron. Ein Teufelskreis entsteht.

Freie Radikale können in hohen Konzentrationen wichtige Proteine des Stoffwechsels, Zellmembranen und sogar die Erbsubstanz (DNS) angreifen. Es kann zu Schädigungen verschiedenster Körperzellen kommen. Besondere Folgen hat dies, wenn die wichtigen Immunzellen davon betroffen sind. Dann kann die Immunabwehr gegenüber fremden Eindringlingen geschwächt werden.

Der menschliche Körper hat im Laufe seiner Evolution effektive Schutzmechanismen gegenüber freien Radikalen entwickelt: Die erste Verteidigungslinie bilden sogenannte Antioxidanzien. Sie sind in der Lage, freie Radikale zu neutralisieren. Daher werden sie auch als »Radikalfänger« bezeichnet. Zu ihnen gehören Vitamine, zum Beispiel die Vitamine C und E, sowie sekundäre Pflanzenstoffe (zum Beispiel Anthocyane und Polyphenole), die dem Körper mit der Nahrung zugeführt werden müssen.

Bei einem gesunden Menschen besteht ein Gleichgewicht zwischen der unvermeidbaren Entstehung von freien Radikalen und der Aufnahme von schützenden Antioxidanzien aus rohkostreicher Nahrung. Dieser Zustand wird »oxidatives Gleichgewicht« genannt. Es ist also wichtig, auf eine gute Versorgung mit Gemüse und Obst zu achten, die der Leber reichlich Antioxidanzien zuführen, um chemische Halogenide (Chloride, Fluoride, Bromide) erst gar nicht zu ihrer zerstörerischen Wirkung kommen zu lassen.

Freie Radikale haben eine ziemlich schlechte Presse. Wie eine Horde Vandalen sollen sie im Körper wüten und so der Gesundheit schaden. Tatsächlich gilt der oxidative Stress, den die Winzlinge hervorrufen, als eine der Hauptursachen für Alterungsprozesse – das beschert Anbietern von Antioxidanzien wie Vitamin C und E ein Milliardengeschäft.

Doch vielleicht wandelt sich nun das Bild: »Ein bisschen oxidativer Stress ist sogar wichtig für den Körper«,[39] erklärt Prof. Trey Ideker von der University of California in San Diego im NetDoktor.de-Gespräch. Der Molekularbiologe hat lebende Hefezellen im Labor gezielt Wasserstoffperoxid ausgesetzt – dem häufigsten freien Radikal im Körper. Das Ergebnis: Zellen, die zunächst nur mit kleinen Dosen der aggressiven Substanz traktiert wurden, überstanden anschließend eine geballte Ladung überraschend gut. Schlecht erging es hingegen Pilzzellen, die sofort die volle Dröhnung erhalten hatten. »Wenn die Dosis nicht zu hoch ist, lernen die Zellen, sich vor den freien Radikalen zu schützen«, erklärt der Wissenschaftler das Phänomen. »Das ist vergleichbar mit Hautzellen, die sich gegen Sonnenstrahlung schützen können, wenn sie Zeit für die Melaninproduktion haben.«

Die körpereigenen Reparaturmechanismen können nicht jeden Schaden beheben, weshalb die Zahl der voll funktionsfähigen Zellen im Organismus mit fortschreitendem Alter abnimmt. Zusätzlich angekurbelt wird die Entstehung der freien Radikalen durch Chemikalien, Strahlung und Zigarettenrauch, was das Altern erheblich beschleunigt.

Frühere Experimente wiesen darauf hin, dass strenges Kaloriensparen die Lebenszeit verlängern kann. Wo weniger Nahrung verbrannt werden muss, treten auch weniger freie Radikale auf. Nach Idekers Experiment ist aber auch ein anderer Mechanismus denkbar – nämlich dass die lebenslange Hungerkur vielmehr einen leicht erhöhten Dauerpegel von oxidativem Stress erzeugt, der schützend wirkt. »Das ist aber bislang eine reine Hypothese, die noch erforscht werden muss.«

Mit der Erkenntnis, dass Zellen sich an oxidativen Stress gewöhnen können, erscheint auch ein paradoxes Phänomen in neuem Licht: Regelmäßiger Sport hält jung – obwohl die körperliche Ertüchtigung die Verbrennungsleistung ankurbelt und so den oxidativen Stresspegel erhöht. Bisher erklärten sich Forscher diesen Widerspruch damit, dass der positive Effekt des schweißtreibenden Trainings die Schäden durch freie Radikale mehr als aufwiegt. Dank dem Hefezellenexperiment kann man vermuten, dass maßvolles Training den Körper auch gegen oxidativen Stress abhärtet. Bei Hochleistungssport allerdings kippt womöglich die Balance – tatsächlich ist der auch nicht wirklich gesund. Liegt das etwa an einer zu hohen Dosis freier Radikale?

Die Untersuchung könnte auch erklären, was immer mehr Studien zeigen: Vitaminpräparate sind bei weitem längst nicht so gesund, wie lange angenommen. Sie scheinen die Lebenszeit teilweise sogar zu verkürzen oder durch erhöhtes Krebsrisiko zu gefährden. Eine Wirkung, die beim Verzehr von Obst und Gemüse übrigens nicht beobachtet wurde.

»Freie Radikale funktionieren wie die meisten Gifte. In geringen Dosen wirken sie stimulierend, erst in höheren richten sie Schaden an«, heißt es weiter beim Netdoktor.

# Auf dem Weg zur Lebergesundheit

Nachdem wir in einer Art Bestandsaufnahme punktuell die Situation unserer Leber und ihrer Bedeutung für unsere Gesundheit betrachtet haben, möchte ich nun darangehen, einen Weg aufzuzeigen, der Ihnen bei Leber-Gallen-Beschwerden helfen kann bzw. dazu beiträgt, dass sie gar nicht erst entstehen. Doch bevor ich in Teil II einen detaillierten Vorsorge- und Therapieplan beschreibe, möchte ich Ihnen hier noch eine Methode an die Hand geben, mit der Sie Ihre Sinne bzw. die Ihrer Kinder schulen oder verfeinern können. Der bewusste Umgang mit Ihrer Intuition, unterstützt vielleicht auch durch Experimente mit dem folgend beschriebenen kinesiologischen Muskeltest, soll Sie darin bestärken, sich bei Entscheidungen mehr auf Ihr eigenes Urteil zu verlassen. Die Sicherheit, die Sie daraus gewinnen, kommt Ihnen nicht nur bei der Frage zugute, welche Lebensmittel Sie für die Gesundheit Ihrer Leber auswählen sollen. Vielmehr wird sie auch allgemein für ein größeres Maß an Souveränität gegenüber Werbeslogans und Einflüsterungen anderer sorgen, deren vornehmliches Interesse nicht Ihr Wohlbefinden, sondern die eigene (finanzielle) Prosperität ist.

## Die Schulung der Sinne

Bringen wir es noch mal auf den Punkt: Ihre Sinne helfen Ihnen bei Ihren Entscheidungen. Ihre Entscheidungen beeinflussen die Menge der Giftstoffaufnahme in Ihren Körper. Diese entscheidet, ob oder ob keine Schädigung der Leber stattfindet.

Dieser »Kurs« ist jedoch auch für diejenigen gedacht, die sich allgemein wieder etwas besser in ihrer Welt zurechtfinden möchten. Er dient dazu, mit sich selbst und anderen besser zurande zu kommen. Seele und Geist profitieren genauso wie unser Körper davon.

Wie bei jedem Kurs ist auch dieser nur so viel wert, wie Sie ihm Wert beimessen und inwiefern Sie bereit sind, zu üben und durchzuhalten. Es ist noch kein Meister vom Himmel gefallen, doch die konsequente Umsetzung der Maßnahmen wird Sie bald spürbare Erfolge erkennen lassen.

Der Kurs ist so ausgerichtet, dass er sowohl Erwachsenen wie auch Kindern den spielerischen Umgang mit allen Sinnen ermöglicht. Ihn durchzuführen ist leicht. Es liegt aber vor allem auch an Ihrer Kreativität, den »Sinnesparcours« nach ihrem Bedarf so weiterzuentwickeln, dass aus dem anfänglichen »Regionalliga«- bald ein »Bundesliga«-Niveau wird.

## Das sensorische Equipment

Es geht also um Hören, Sehen, Riechen und Schmecken, den Tast- und den Gleichgewichtssinn. Bekanntermaßen sind die Sinne bei jedem Menschen unterschiedlich stark ausgebildet. Dennoch kann hier jeder, ob jung oder alt, Mann oder Frau, uneingeschränkt mitmachen.

Was den Unterhaltungswert und den praktischen Lernfaktor angeht, sind diese Übungen sicher effizienter als so mancher Fernseh- und Computerspielabend, und Sie brauchen nur wenige erschwingliche Utensilien:

- *Klangschale und Klöppel* oder irgendeine Schüssel mit Löffel, eine Stimmgabel aus dem Musikgeschäft, einen Gong oder Metalltopf mit Schlegel oder Kochlöffel.

- *Schüttelbüchsen,* zwei, vier, sechs, acht, zehn oder mehr Büchsen, gleich groß, immer zwei gleich hoch mit Steinen, Murmeln oder anderen Sachen gefüllt, so dass zwei Büchsen immer den gleichen Klang haben.
- *Stift, Lineal und DIN-A4-Blatt Papier.*
- *Kaleidoskope oder Prismen.*
- *Neutrale Parfümteststreifen* aus dem Parfümerieladen, die Düfte Orange oder Zitrone, Pfefferminze, Nelke, Minze, Latschenkiefer, Essig, Rose, Tanne und je zweimal drei Fläschchen in den Farben Rot, Gelb und Grün, also insgesamt 6 Fläschchen.
- Je Teilnehmer *einen Löffel.*
- *Fünf Schälchen Quark* vorbereiten, eins süß, eins sauer, eins salzig, eins bitter, eins scharf, mit je einem Löffel oder Holzspatel ausgestattet.
- Zwei, drei, vier große, leere *Pappkartons,* bei Bedarf auch mehr, um unterschiedliche Utensilien für die Übung mittels Tastsinn zu haben, freie Auswahl.
- *Fußtaststraße:* 3 bis 4 Meter, wenn möglich auch länger, und etwa ½ Meter breit, mit Material Ihrer Wahl als eine glatte Straße »gebaut«, die in Geraden oder Kurven durch ein Zimmer läuft, »bepflastert« mit verschiedenen Materialien, natürlich nichts, woran man sich barfuß verletzen könnte.

## Der Hörsinn

Mit Hilfe von Klangschale oder Schüssel wird die Aufmerksamkeit eingefangen. Man rührt nur mit einem Kochlöffel am Rand der Schüssel entlang, bis ein anhaltender Ton entsteht. Der Sinnesparcours beginnt – Stille kehrt ein, man wird ruhiger, auch achtsamer, und lauscht dem langsam verklingenden Ton. Jeder wird nun gebeten, die Hand zu heben und sie erst dann zu senken, wenn der letzte Ton verklungen ist. Sinn der Übung ist es, die Empfindsamkeit der Ohren aufzuzeigen.

Das nächste Medium ist die Stimmgabel. Damit wird gezeigt, dass Töne sich »bewegen«, also dass man die Schwingungen spüren kann, zum Beispiel an der Lippe bei leicht geöffnetem Mund, am Ohrläppchen oder auch den Fingerkuppen. Besonders verblüffend ist der Effekt, dass man Töne hören kann, die den anderen im Raum verborgen bleiben. Dazu wird die Stimmgabel, um sie in Schwingung zu versetzen, am Handwurzelknochen angeschlagen. Anschließend setzt man sie entweder am Gehörknochen hinter der Ohrmuschel an oder auf dem Kopf.

Als Nächstes kommt der Gong zum Einsatz oder etwas Vergleichbares, was wir dazu auserkoren haben. Der Gong wird angeschlagen, und jeder soll nachfühlen, was er bei diesem Ton empfunden hat. Bei mehreren, die mitmachen, kann man sich auch austauschen, was man empfunden hat, oder ob man es mit noch einem anderen Ton versuchen sollte.

Kommen wir jetzt zu den »Schüttelbüchsen«. Es wurden ja immer zwei gleiche Schüttelbüchsen gebastelt. Das heißt, jeweils zwei Büchsen haben den gleichen Inhalt. Alle klingen jedoch sehr ähnlich. Es soll nicht zu leicht gemacht werden, den »Zwilling« durch genaues Hinhören zu finden. Bitte weisen Sie darauf hin, dass die Büchsen nur von der Seite angefasst werden, da sich sonst bei unterschiedlichem Halten der Klang verändert. Dieses Spiel verdeutlicht wieder die Tatsache, dass mehrere Sinne zusammenspielen müssen. Der Sehsinn ist zum Nachprüfen und Kontrollieren erforderlich. Mit Hilfe der Augen kann erst mit Bestimmtheit gesagt werden, ob die Ohren recht hatten und was sich in den Büchsen befindet.

Das Ausmaß der Beeinflussung durch die akustische Umwelt ist in den letzten Jahren um ein Vielfaches angestiegen. Jeder von uns wird täglich mit einer ununterbrochenen Flut von unzähligen Geräuschen konfrontiert. Deshalb ist die Orientierungsfähigkeit, das Erkennen und Unterscheiden akustischer Reize besonders wichtig, um Geräusche als gefährlich oder ungefährlich einstufen zu können. Wird die Aufmerksamkeit nur auf den Sehsinn hin gelenkt, kann das zu fatalen Fehlentscheidungen führen. Wenn Sie Ihre Sinne intensiv trainieren wollen, sind Ihrer Kreativität keine Grenze gesetzt. Dass Hören sowohl vom Musikstil wie auch von der Lautstärke her die Psyche beeinflussen kann, wird man am einfachsten nachempfinden können, indem man eine Entspannungsmusik oder eine CD klassischer Musik auflegt, die Augen schließt und sich von den Tönen ganz einfach davontragen lässt – bis man sich in einem Gewitter, an einem plätschernden Bach oder an einem Frühlingstag wiederzufinden glaubt. Harmonische Klänge, wie auch bekannte Geräusche, die wir mit angenehmen Erfahrungen verbinden, entwickeln Harmonie in uns, genauso wie ruhige Klänge oder eine ruhige Stimme ein Urvertrauen in jedes Wesen einpflanzen, wie es sonst nur der Herzschlag einer glücklichen Mutter bei ihrem Baby vermag. Dass dabei auch andere Sinne mit in Aktion treten, wie der Duft von Frühlingsblumen, der Geruch von sonnenverwöhnter Haut oder die Farben einer Blumenwiese mit gaukelnden Schmetterlingen, kommt nicht von ungefähr.

Alles in uns ist untrennbar miteinander verbunden, und da ist es nicht verwunderlich, wenn eine Aktion nicht nur *eine* Reaktion hervorruft, sondern manchmal auch ein ganzes Potpourri von weiteren Resonanzen mehr. Kleinste Aktionen können größte Reaktionen hervorrufen, wenn wir nur an den »Schmetterlingseffekt« aus der Chaosforschung denken, dem zufolge in komplexen nichtlinearen Systemen geringfügig veränderte Ausgangsbedingungen langfristig zu vollkommen anderen Entwicklungen führen können. Daraus folgt: Achten Sie auf alles, was Sie tun!

## Der Sehsinn

Zeichnen Sie mit einem Lineal zwei gleich lange Striche auf ein DIN-A4-Blatt, versehen mit Pfeilen direkt an die Striche angebracht, so wie Sie es hier sehen können. Es spielt keine Rolle, wo die Striche auf dem Blatt gezeichnet werden, nur nicht gleich über- und untereinander, damit sie nicht direkt miteinander verglichen werden können, zum Beispiel so:

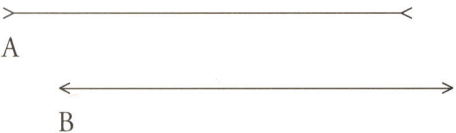

A

B

Lassen Sie nun die anderen schätzen, welcher der beiden Striche vermeintlich »länger« ist. Lassen auch Sie das Bild auf sich selbst wirken, um zu erfahren, wie leicht die Sinne uns täuschen können …
Das Auge ist unser wichtigstes Sinnesorgan. 80 Prozent dessen, was um uns herum geschieht, wird von den Augen wahrgenommen. In einer einzigen Sekunde können sie vierzig Millionen Informationseinheiten an das Gehirn weiterleiten. Durch Übungen mit sinnestäuschenden Grafiken wie dieser einfachen hier oder auch mit Hilfe von Kaleidoskopen und Prismen wird die Besonderheit des Sehens wieder angesprochen.

## Der Geruchssinn

Man nimmt in diesem Fall am besten Parfümteststreifen aus der Parfümerie oder Drogerie, maximal sechs, die mit verschiedenen Duftstoffen versehen sind. Am besten werden Gerüche ausgewählt, die man leicht erkennen kann, etwa Orange oder Zitrone,

Latschenkiefer, Rose und dergleichen. Dabei soll es in erster Linie nicht darum gehen, den jeweiligen Duft richtig zu erraten. Von Belang ist nur, ob man den Geruch mag oder nicht.

Ein Mitspieler, am besten ein Kind, soll nun an den Papierstreifen schnuppern und sagen, wie er / sie diesen speziellen Duft findet. Anschließend wird jeder der Reihe nach um sein Urteil gebeten. Die einen beurteilen den Duft sehr gut, für die anderen riecht er nicht so gut. Jeder empfindet Düfte anders, und jeder soll zu seinen eigenen Empfindungen stehen. Schließlich ist niemand gezwungen, das Gleiche zu mögen wie der Nachbar.

Interessant wird es dann, wenn man zum Schluss des Geruchstests Rosenduft in eine dunkelrote Flasche gibt, Latschenkiefer in die grüne und Orange / Zitrone in eine gelbe Flasche und jeden Einzelnen daran riechen und seine Meinung kundtun lässt. Die Fläschchen können kreuz und quer durch den Raum gehen. Dann macht man eine zehnminütige Pause und gibt den zweiten Satz roter, grüner und gelber Fläschchen in die Runde, diesmal alle drei gleich mit Latschenkieferduft versetzt.

Seien Sie gespannt darauf, wie viele in der roten und gelben Flasche Latschenkiefer erriechen …

So bekommen Sie ein besseres Gespür dafür, wie Farben und Verpackungen unsere Sinne täuschen bzw. beeinflussen können – was ja weidlich für kommerzielle Zwecke ausgenutzt wird.

## Der Geschmackssinn

Um den Geschmackssinn zu testen, sind die fünf vorbereiteten Schälchen mit Quark gedacht, die erst einmal gezeigt werden. Bitte kennzeichnen Sie für die Probanden bzw. Kinder nicht ersichtlich die fünf Grundgeschmacksrichtungen – in einer verträglichen Dosierung – »süß« (Zucker), »sauer« (Essig), »salzig« (Salz), »bitter« (1 Tropfen Bittermandelaroma) und »scharf« (mit etwas Tabasco oder Chili). Das Auge sagt uns: Das ist alles das Gleiche. Mit einem Holzspatel oder einem Löffel bekommt jeder ein wenig auf seinen Löffel zum Probieren. Bitte unbedingt mit »süß« beginnen. Es ist darauf zu achten, dass erst probiert wird, wenn alle etwas auf dem Löffel haben. Der süße Quark schmeckt erfahrungsgemäß den meisten. Beim sauren Quark wird wahrscheinlich schon die erste Abneigung deutlich werden, beim salzigen noch mehr. Die Probierenden sollen zu dem stehen, was sie mögen bzw. was sie nicht mögen.

Beim vorletzten Quark, dieser wurde mit sehr wenig Bittermandelaroma angerührt, wird die Schale herumgereicht, es darf zunächst einmal die Nase wahrnehmen. Sie urteilt häufig positiv: »Mmmh, lecker, Marzipan!« Umso größer ist die Enttäuschung bei den meisten, wenn dieser Quark dann probiert wird. Der Geruchssinn hat also eine Fehlmeldung gebracht, ebenso wie die Augen, für die alle Schälchen gleich aussahen. Danach kommt noch eine kleine Kostprobe vom scharfen Quark.

Jeder kann somit erkennen, dass auf einen Sinn allein oft kein Verlass ist und dass das Zusammenspiel mehrerer Sinne für eine umfassende Empfindung erforderlich ist.

Zum Abschluss gibt es als Nachschlag für die Kinder noch etwas vom süßen Quark.

Der Geschmackssinn ist der »einfachste« aller Sinne. Er kann dennoch circa 5000 verschiedene Empfindungen auseinanderhalten. Alle diese verschiedenen »Geschmäcker« sind aus den Grundgeschmacksrichtungen zusammengesetzt. Die Empfänger dafür sind die sogenannten Geschmacksknospen auf der Zunge. Ein guter Geschmack ist nicht nur eine Sache der Zunge, sondern bedeutet stets Teamarbeit mit der Nase. Sie nimmt die Geruchskomponenten des Essens wahr, leitet sie dem Gehirn zu, wo sie mit den Geschmackswahrnehmungen von der Zunge zusammentreffen und dann gemeinsam den Sinneseindruck zustande bringen. Viele Menschen, bei denen der Geruchssinn schwach bis gar nicht mehr vorhanden ist, schmecken auch ihr Essen nicht mehr richtig.

Jetzt macht man am besten eine kleine Pause, bevor es zur nächsten Übung weitergeht.


## Der Tastsinn

Ein paar einführende Worte lenken gedanklich zum Tastsinn hin. Die Teilnehmer können schon einmal damit beginnen, ihr näheres Umfeld (die Beschaffenheit des Bodens oder der Kleidung) mit geschlossenen Augen und rein mit Hilfe des Tastsinns zu erkunden. Da die Mitspieler bzw. Kinder einzeln von Greifkiste zu Greifkiste (Pappkartons) mit den verschiedensten Gegenständen geführt werden sollen, müssen sich diejenigen, die noch nicht an der Reihe sind, erst einmal gedulden. Dazu empfiehlt es sich, bei Kindern Spiele anzuregen wie »Ich sehe was, was du nicht siehst ...« oder dergleichen. Die Greifkisten sind auch für Kinder erreichbar nebeneinander aufgestellt. Den Probanden werden die Augen verbunden, sie sollen sich voll und ganz auf ihren Tastsinn verlassen.

Sie können als Erstes sagen, ob sich der Inhalt der Kiste glatt, rauh, warm, kalt, hart, weich, angenehm oder unangenehm anfühlt. Dann kann man einfach mal nachfragen, welche Gefühle sonst noch durch die Beschaffenheit der Materialien ausgelöst werden. Diese sollte man bei jeder Kiste erfragen!

Wenn alle »getastet« haben, soll sich jeder zu seiner »bevorzugten Greifkiste« hinstellen und den Inhalt beschreiben. Ganz sicher werden an einer Kiste mehr stehen als an anderen, es zeigen sich jedoch auch »Individualisten«. Jeder aber, vor allem auch die Kinder, erlebt auf eindrückliche Weise, dass Empfindungen verschieden sind. Die einen favorisieren Federn, die nächsten

Styroporflocken oder Sand, die anderen hartes, kaltes Metall oder vielleicht Glasmurmeln, die dritten Holz oder auch ein Schaffell.

Anschließend werden Schuhe und Socken ausgezogen, und jeder wird mit verbundenen Augen über die Fußtaststraße geführt. So erlebt man oft das erste Mal überhaupt mit Erstaunen, wie empfindsam auch die Fußsohlen sind. Es wird hier natürlich wieder danach gefragt, wer was empfindet und ob es angenehm bzw. unangenehm ist. Kinder lassen sich meist noch voll und ganz darauf ein zu sagen, was sie spüren.

Durch das Ertasten und das Erkennen mit Händen und Füßen lernen nicht nur Kinder, ihre Konzentration (wieder) auf die wesentlichen Merkmale eines Gegenstands zu richten, um ihn besser beurteilen und einordnen zu können. Durch eine bewusste Reduzierung auf den Tastsinn wird auch einmal mehr darauf aufmerksam gemacht, dass ein einziges Sinnesorgan allein manchmal nicht ausreicht, um einen Gegenstand richtig zu »begreifen«. Darüber hinaus wird en passant deutlich, wie schwierig es für Menschen ohne Augenlicht sein muss, sich zu orientieren.

## Der Gleichgewichtssinn

Man steht erst auf einem Bein, dann nach einer Weile auf dem anderen. Jeder sollte anfangs die Möglichkeit haben, im Fall der Gleichgewichtsstörung gestützt zu werden oder sich festhalten zu können. Diese Übung ist vor allem auch für ältere Teilnehmer extrem wichtig und sollte täglich durchgeführt und ausgeweitet werden.

Es bieten sich mehrere Varianten an: Der Gleichgewichtssinn kann zuerst mit offenen, dann mit geschlossenen Augen, dann mit angelegten oder später mit ausgestreckten Armen durchgeführt werden. Während das Körpergewicht auf dem Standbein ruht, können mit dem anderen Bein in der Luft kreisende Bewegungen durchgeführt werden.

Diese Übung sollten ältere Menschen täglich ein paar Minuten lang durchführen! Sie wird ihnen in ihrem täglichen Bewegungsablauf wesentlich mehr Sicherheit geben, auch die Gefahr zu stürzen wird geringer.

## Der kinesiologische Muskeltest

Die Sinne stehen auch in einer direkten Verbindung zu den Funktionen des Darms bzw. unseres Verdauungssystems inklusive der Leber. Deshalb möchte ich Ihnen als Nächstes die Kinesiologie vorstellen, sofern Sie, aus welchen Gründen auch immer, nicht mehr so ganz auf Ihr »Bauchgefühl« vertrauen können oder wollen. (Das im Volksmund so bezeichnete Bauchgefühl ist übrigens keine Einbildung, es wird auf das »enterische Nervensystem« zurückgeführt.)

Neun von zehn Impulsen fließen von unserem sogenannten Darmhirn zum Kopf, und nur einer fließt zurück. Also – hätten wir jetzt damit einen Beweis dafür, dass unser Bauch und nicht unser Gehirn das Sagen hat? Kommen vielleicht doch unbewusste Befehle aus den Tiefen des Darms, die unsere Entscheidungen beeinflussen, ohne dass wir es merken? Lächerlich, meinen Sie? Sie denken, es gäbe sicher genügend Beispiele, an denen wir erkennen können, dass dem nicht so ist, oder?

Nun denn, nehmen wir doch einfach mal nur den Gedanken ans Essen, der reicht bereits vollkommen aus, um uns das Wasser im Munde zusammenlaufen zu lassen. Oder das Händewaschen vor jedem Essen, das langt schon völlig, um unsere Verdauungssäfte anzukurbeln. Sind dies nun alles von unserem Kopfhirn gesteuerte Vorgänge, oder wird das bereits vom Bauch aus gesteuert?

Das Darmhirn empfängt über eine »Hotline« Informationen vom Gehirn, die es für eigene Zwecke nutzbar macht. Wie wir wissen, ist es für die Verdauung leichter, ihre Arbeit zu bewerkstelligen, wenn sie vorab von den Sinnen Informationen über Aussehen, Geruch und Geschmack erhält, die sie am besten mit schon einmal gemachten Erfahrungen abgleichen kann, um schneller darauf reagieren zu können.

Der Darm ist also ständig über die Außenwelt informiert. Er speichert laufend Informationen wie das Aussehen und ganz besonders den Geruch und Geschmack einer Speise, das erleichtert ihm seine Arbeit.

Ähnlich wird mit Gefühlen und Erlebtem verfahren. Aus dem Bauch heraus steuert unser Darmhirn also viele Entscheidungen, die uns überhaupt nicht bewusst sind.

Aber es geht noch weiter. Eine Sekunde bevor wir eine Entscheidung irgendwelcher Art treffen, löst ein aus dem Darmhirn kommender Impuls in der entsprechenden Region des Gehirns einen Reflex aus, der schließlich und endlich zur Handlung führt. Ohne dass wir es also bewusst registrieren, wird unser Leben mehr, als wir uns es vorstellen können, »aus dem Bauch heraus« entschieden. Ein gutes Beispiel ist der Einkauf im Supermarkt. Geht man mit knurrendem Magen hinein, wird man mit viel vollerem Wagen herauskommen, als wenn man nach einer guten Mahlzeit einkaufen ginge. Sind erst die »Wünsche des Darms« befriedigt, darf endlich auch das »Gehirn einkaufen«. Der Bauch beeinflusst also unsere Geldbörse. Die Werbebranche weiß natürlich schon seit Olims Zeiten, dass man den schnelleren Weg zum Erfolg dadurch erreicht, dass man das Vernunftzentrum so weit wie möglich umgeht und das Darmhirn lieber direkt anspricht.

So, und damit sind wir für eine Aufgabe vorbereitet, die wirklich bei täglicher Anwendung in Ihr Leben regulierend eingreifen wird wie kaum etwas anderes zuvor, nämlich die Kinesiologie. Einzig wichtig ist hierbei, dass Sie bereit sind, sie anzuwenden.

Kinesiologie ist keine Lehre für sich allein, sondern vielmehr ein Werkzeug, eine Technik, die fast alle Lebensbereiche auf optimale Weise unterstützen kann und uns dabei hilft, unsere Energien ökonomischer und genauer einzusetzen. Sie muss dazu weder zu einer Lebensaufgabe werden, noch ist sie eine lebenslange Therapieform. Sie kann allerdings zu einer sehr guten täglichen Hilfestellung bei Entscheidungsschwierigkeiten werden, sofern wir uns nicht auf unser Bauchgefühl verlassen können oder wollen.

Je nach angewandter kinesiologischer Methode gibt es unterschiedliche Möglichkeiten zur Bearbeitung eines Problems. Es kann auf der reinen Körperebene gearbeitet werden, ohne dass die Hintergründe der Schwierigkeiten intensiv besprochen werden müssen. Es ist aber auch eine genauere Ursachenforschung mit kinesiologischen Methoden möglich. Diese setzt dann allerdings eher auf der psychischen oder emotionalen Ebenen an. Dazu wäre es allerdings ratsam, spezielle Kurse zu absolvieren oder entsprechend ausgebildete Fachleute zu konsultieren.

Bleiben wir also erst einmal bei der einfachen, aber überaus hilfreichen Version für den Alltag.

Die Kinesiologie geht von der Annahme aus, dass der Körper selbst am besten weiß, was ihn stärkt bzw. schwächt. Durch gezielte Übungen respektive wirkungsvolle Korrekturen wird die Energie wieder zum Fließen gebracht. Somit werden Blockaden gelöst, und die Selbstheilungskräfte werden aktiviert.

Der Muskeltest ist das wichtigste Arbeitsinstrument in der Kinesiologie, er ist die Reizrückkopplung unseres Körpers. Mit diesem Rückmeldesystem bekommen wir einen einfachen und schnellen Zugang zu unserem Unterbewusstsein.

Normalerweise werden unsere Muskeln durch das Gehirn über elektrische Reize zum willkürlichen Nervensystem und von da aus zu unseren Muskelzellen gesteuert. Sie führen also das aus, was wir wollen, wie zum Beispiel lachen, die Hand zur Begrüßung heben, die Faust ballen oder auch am Computer schreiben. Droht jedoch Gefahr, wird für einen Augenblick die willkürliche Muskeltätigkeit unterbrochen, und wir reagieren automatisch. Das heißt, wenn es vonnöten ist, wird die bewusste Bewegung zugunsten lebenserhaltender Reflexe außer Kraft gesetzt, und das Unbewusste übernimmt die Führung, und zwar so lange, bis keine Gefahr mehr droht.

Unser Unterbewusstsein stärkt oder schwächt unsere Energien, je nachdem, wie es selbst stärkende oder schwächende Einflüsse erhält. Das ist der Vorgang, den man sich mit Hilfe der sogenannten autonomen Regulationsdiagnostik (Muskelreflextest) zunutze macht, um »Gut« und »Böse« unter Umgehung der heutzutage oftmals doch sehr betrogenen Sinne zweifelsfrei unterscheiden zu können.

So zeigen sich Nahrungsmittelunverträglichkeiten, Allergene oder auch psychische Belastungen genauso wie selbstverständlich auch die Alltagsgifte. Auch Fragen wie »Soll ich diesen Job annehmen oder mal etwas ganz anderes versuchen?«, »Soll ich Tomatensalat oder Spaghetti essen?«, »Welche Nahrungsmittel oder Medikamente tun mir gut und welche weniger?«, »Soll ich mich weiter in Geduld üben?« und so fort erfahren eine sichere Entscheidungshilfe.

Die Entscheidungen, die wir treffen, verstärken oder schwächen unser Wohlbefinden. Natürlich wissen wir, dass uns manche Dinge guttun und andere uns schaden. Aber wissen wir denn in jedem Moment und in jeder Situation, was jetzt gerade gut oder schlecht für uns ist? »Das kann man vorher nicht wissen«, sagen Sie. Wenn man die Kinesiologie beherrscht, geht das schon. Unser Körper lügt nämlich nicht. Er sagt uns durch einen einfachen Test jederzeit, was er gerade benötigt, damit Stoffwechsel, Psyche und Bewegungsapparat nicht aus der Balance kommen. Eine schlechte, falsche Nachricht an unseren Körper, wie zum Beispiel das gedankliche Vorstellen einer im Moment nicht passenden Medizin, bedeutet immer Stress bzw. Energieverlust für den Menschen. Eine schwache Muskelreaktion macht dies sogar leicht messbar. Demgegenüber stärken positive Informationen unsere Muskelkraft. Benötigt beispielsweise unsere Leber gerade Energie für ihren Stoffwechsel und wir stellen uns während des Muskeltests eine Nudelspeise vor, ist der Oberarmmuskel so stark, dass ihn der Tester nur sehr schwer herunterdrücken kann. Stellen wir uns dagegen einen Tomatensalat vor, verliert der Muskel sofort seine Kraft. Über den Muskeltest macht die Kinesiologie also verborgene Belastungsfaktoren sichtbar.

Probieren Sie es doch einfach mal aus, wie Ihr Körper gegenüber verschiedenen Stoffen eine ablehnende oder positive Haltung einnimmt.


### So wird der kinesiologische Muskeltest ausgeführt

Am Anfang stellen Sie sich bequem hin und strecken einen Arm seitlich rechtwinklig von Ihnen ab. Jetzt tritt der Tester vor Sie Auge in Auge hin, legt eine Hand flach auf Ihr ausgestrecktes Handgelenk und die andere auf die Schulter (Deltamuskel) vom anderen Arm. Dann drückt er mit sanftem, aber kräftigem Druck für maximal 5 Sekunden Ihren ausgestreckten Arm herunter. Sie halten aber mit aller Kraft dagegen. Dabei sollen sich sowohl Sie wie auch der Prüfer den Druck bzw. Gegendruck genau einprägen. Nach der Feststellung Ihres allgemeinen Kräftestatus nehmen Sie in die seitlich am Körper anliegende Hand ein Stück Zucker oder eine Zigarette und wiederholen den Test. Sie werden sich wundern, wie kraftlos ihr ausgestreckter Arm mit dem kleinsten Druck nach unten fällt. Danach probieren Sie dasselbe mit einem Stückchen Apfel oder Knoblauch aus, der Unterschied wird Sie überraschen.

Sie werden bald selbst herausfinden können, welche Sachen Ihnen Kraft rauben und welche Ihnen Kraft bringen. Es geht sogar oft dahin, dass der Prüfer bei stark kraftraubenden Bereichen nur mit seinem Zeigefinger und geringem Aufwand Ihren Arm nach unten drücken kann, während bei sogenannten »Kraftgebern«, zum Beispiel bei Produkten aus der Natur wie Kräutern, Gemüse oder Obst und Honig, erheblich mehr Energie notwendig ist, um den gleichen Effekt zu erzielen.

Probieren Sie es einfach einmal aus und üben Sie dann, um immer sicherer zu werden. Für die Fortgeschritteneren gibt es im Sanitätshaus kleine Handbälle, Press-Eggs, und für die Verspielteren unter Ihnen auch Handknete für wenig Geld zu kaufen. Damit können Sie dann auch unterwegs nachprüfen, was Ihnen mehr Kraft gibt und was Ihnen Kraft raubt. Bis Sie eines Tages beim Einkauf oder angesichts einer Speisekarte durch Druck bereits feststellen können, was vielleicht weder Ihr Auge noch die Nase Ihnen mitzuteilen vermag.

# Teil II

## Die heilsame Leber- und Gallenreinigung

Ob gesund, ob krank, ob jung, ob alt: Es gibt kaum jemanden, dessen Gesundheit es nicht zuträglich wäre, sich ab und zu einmal einer gründlichen Leberreinigung zu unterziehen. Damit haben Sie eine der einfachsten, individuellsten und damit auch erfolgversprechendsten Möglichkeiten, Ihre Organe mal so richtig vom »Müll« der Vergangenheit zu befreien. Wie Sie dies bewerkstelligen können, ist nun im Folgenden beschrieben.

Die verschiedenen Stufen der Basistherapie A bis D sind nach Dauer und Ernährungsform eingeteilt, von denen Sie sich wie aus den sogenannten homöopathischen Polychresten[40] auch die auf Sie persönlich abgestimmte Therapie aussuchen können. Und das Beste daran: Sie können auswählen, wie, wann, wie lange und ob Sie mit oder ohne eine der zwölf Begleittherapien vorgehen wollen.

Die Polychreste I bis XII vereinigen neben Krankheitserscheinungen auch viele menschliche Eigenarten, Vorlieben und Abneigungen in sich wie keine anderen Medikamente, wobei jedes für sich den Problemkreis Leberentgiftung im Vordergrund hat.

Ich empfehle Ihnen, sich erst einmal alles in Ruhe bis zum Ende durchzulesen. Sie werden dann schnell sehen, dass die beschriebenen Maßnahmen wesentlich leichter in die Tat umzusetzen sind, als es auf den ersten Blick vielleicht scheinen mag. Wesentlich ist Ihre positive Einstellung zu dem Ganzen. Eine bejahende Grundhaltung hat einen entscheidenden Einfluss auf jede Therapie.

Um Ihnen die Vorgehensweise einfach einmal als Beispiel zu verdeutlichen, nehmen wir den homöopathischen Typus »Lachesis«, für den das Mittel dieses Namens in Frage kommt. Dazu betrachten wir zunächst seine hervorstechenden Wesensmerkmale. Lachesis redet gern. Er oder sie hat als weitere Eigenarten Hochnäsigkeit, ist eingebildet, nachtragend. In ihm kämpfen laufend zwei Kräfte gegeneinander, das vermeintlich Gute gegen das vermeintlich Böse. Das sind natürlich nur Facetten, die nicht den ganzen Menschen beschreiben. Und wir *werten* hier auch *nicht*. Darüber hinaus sind die Charakteristika zwecks Deutlichkeit etwas überzeichnet. Lachesis hat jedoch wie die meisten homöopathischen Mittel viele Eigenarten, die dann alle zusammen das sogenannte »Arzneimittelbild« ergeben. Treffen also viele dieser Charakteristika auf Sie zu, gehören Sie zum Typ Lachesis. Da Lachesis auch sehr gern Obst zu sich nimmt, läge es nahe, eine begleitende Obstkur als Ernährungsmaßnahme anzuraten.

Sie selbst kennen Ihren Körper, Ihre Eigenarten, Vorlieben und Abneigungen doch wie kein anderer. Sollten Sie sich dennoch nicht sicher genug sein, bitten Sie jemanden darum, Sie während der Reinigung zu begleiten und zu beraten. Ob Arzt, Heilpraktiker oder eine Person Ihres Vertrauens – sie sollte erkennen können, wenn nicht alles wie geplant läuft.

### Keine Entgiftung bei Schwangeren!

Wegen einer vermehrten Freisetzung von Schadstoffen ist es Schwangeren nicht anzuraten, Entgiftungen in jedweder Form durchzuführen, da das Ungeborene aufgrund nicht voll ausgebildeter Organe mit den herausgelösten Giften aus den Nieren, der Leber oder dem Bindegewebe der werdenden Mutter überlastet würde. In diesem Falle ist eine leichte Ernährungsumstellung mit dem Schwerpunkt auf Obst und Gemüse mit wenig Fleisch oder Fisch vorteilhafter für Mutter und Kind. Wichtig während der Schwangerschaft ist es selbstverständlich, keine bzw. nur so wenige Gifte wie möglich zuzuführen! Aus denselben Gründen ist während der Stillphase von einer Entgiftung abzuraten. Optimal wäre sicher eine Entgiftung vor jeder Schwangerschaft. Aber wer kann das schon immer so exakt steuern?

Jeder Mensch reagiert auf eine Entgiftung unterschiedlich. Aber ein Phänomen, das ich während meiner Tätigkeit immer wieder beobachten konnte, tritt allgemein auf und ist bei genauerem Nachdenken auch logisch: Je stärker der Körper mit Giftstoffen belastet ist, umso stärker sind die Anzeichen des Entgiftungsprozesses, die sich manchmal in Form von Kopfschmerzen, Übelkeit und leichtem Schwindelgefühl äußern können. Lassen Sie sich von solchen Symptomen also nicht grundsätzlich abschrecken. Sie zeigen in der Regel an, dass die Leberreinigung funktioniert. Ziehen Sie im Zweifelsfall dennoch professionelle Hilfe hinzu.

Die spezielle Leberreinigung basiert also auf drei Säulen, die hier noch einmal als Übersicht aufgeführt sind:

- Die *Basistherapien* (A bis D) geben die Ernährungsweise und Dauer innerhalb der jeweiligen Therapie und wichtige Medikamente oder Therapien an, die während dieser Zeit genommen werden sollten.
- Die *homöopathischen Polychreste* (Lcitmcdikamcntc I bis XII) mit dem Schwerpunkt Leber sind spezielle Medikamente, von denen Sie das am besten auf Sie passende heraussuchen und nach Vorschrift weiter vorgehen (im Zweifelsfall mit fachkundiger Unterstützung).
- Die *Begleittherapien* (1 bis 12) sind als Vorschläge gedacht, die eine zusätzlich reinigende oder entgiftende Wirkung auf die Leber haben oder unterstützend an anderen Problemen mit ansetzen. Es liegt an Ihrer individuellen Situation, wofür Sie sich entscheiden. Sie können die Begleittherapien auch auslassen, wenn kein Bedarf besteht.

Wenn keine klare Zeitdauer angegeben ist, richtet sich die Länge der jeweiligen Begleittherapie immer nach der Basistherapie.

Sobald Sie sich entschieden haben, schreiben Sie sich Ihre Kombination auf, zum Beispiel »B / III / 5«. B wäre in diesem Fall die Basenkost. Die römische Ziffer III steht für das homöopathische Mittel Nux vomica und die arabische Ziffer 5 (Begleittherapien) für Lactulose, das sind flüssige Ballaststoffe, die leicht verdauungsfördernd sind und vor allem die Darmflora mit aufbauen, deswegen angeraten, weil bei Nux vomica häufig Verdauungsstörungen mit einhergehen.

Sobald Sie Ihre Leberentgiftung, mit oder ohne Begleittherapie 1 bis 12, ermittelt haben, suchen Sie sich einen für Sie passenden Termin Ihrer »Leberkur« aus und legen einfach los. (Im Zweifelsfall holen Sie sich fachkundigen Rat.)

# Die Basistherapie

Alle vier folgend beschriebenen Ernährungsformen, die jede für sich die Leber entlastet, sollten über einen Mindestzeitraum von drei Monaten durchgeführt werden. Über diesen Zeitraum ist auch eine vollkommene Enthaltsamkeit von Alltagsgiften zu empfehlen (Alkohol, unnötige Medikamente und Ähnliches). Bei der Einnahme von Medikamenten gilt allerdings wie immer, dass Sie nach Absprache mit Ihrem Arzt die wichtigen natürlich weiter einnehmen.

## A. Allgemeine Leber-Gallen-Kost

Als allgemeine Ernährung für mindestens drei Monate verwenden Sie überwiegend frische Früchte und Gemüse, Kartoffeln und Reis, was wegen der natürlichen Vitamine und Mineralien ohnehin sehr wichtig ist. Eine ausreichende Flüssigkeitszufuhr von 3 Litern am Tag hilft dabei, Gifte zu verdünnen, und beschleunigt die Ausleitung über die Nieren und den Darm.
Gemüsesorten, die die Leber unterstützen, sind Rote Bete, Spinat, Karotten, Kohl und Gurken. Den Kohl sollten Sie nicht erhitzen, also besser als Salat verzehren, denn roh entfaltet er seine gegen Geschwüre und Krebs gerichtete Wirkung voll. Salate sollten Sie nur nachmittags, nicht abends verzehren.

## Lebensmittel, die zusätzlich an Gallensteinen Leidende meiden sollten

Backwaren

Bohnenkaffee

Fettes

Frittiertes

Gewürze (Küchenkräuter sind erlaubt)

Gurken

Hülsenfrüchte

Mayonnaise

Stein- und Kernobst

Wurstwaren

Leinöl ist zu hitzeempfindlich und sollte nicht beim Kochen, sondern eher in Salaten verwendet werden. Dagegen kann kaltgepresstes Raps-, Sonnenblumen-, Sesam- und vor allem Olivenöl am besten zum Kochen verwendet werden.

Zu fettes oder zu kohlenhydratreiches Essen bremst die Entgiftungsfunktion der Leber aus. Dasselbe gilt für zu eiweißhaltige Mahlzeiten.

Auch regelmäßiger und erst recht übermäßiger Alkoholkonsum schädigt, wie wir längst alle wissen, die Funktion der Leber als Entgiftungsorgan. Deshalb sollte man ihn zumindest während der Kur ganz meiden.

Um die Funktion der Leberentgiftung zu stärken, sollte man, sofern man auf tierisches Eiweiß nicht völlig verzichten kann oder will, in kleinen Maßen mageren Fisch oder mageres Fleisch zu sich nehmen. Käse bis zu 40 Prozent Fettgehalt sind erlaubt, Naturjoghurt und Quark ab und zu, selbstgemachte Süßigkeiten und Kuchen. Verwenden Sie keine fettigen Sachen, essen Sie kein Fast Food und keine Fertigwaren.

Nahrungsergänzungsmittel, Vitamine und Sonstiges aus dieser Kategorie sollten Sie meiden. Wenn Sie die Sachen entsorgen wollen, dann bitte umweltgerecht, eventuell über Ihren Apotheker. Ihren Bedarf an Vitalstoffen sollten Sie auch in der Zukunft aus natürlichen Quellen decken. Ich denke da vor allem an Obst und Gemüse.

## Getränke während der Kur

Neben den Gemüsesäften wie Löwenzahn-, Kartoffel-, Karotten-, Tomaten-, Brokkoli-, Kohlsaft ergänzen auch besonders die kombinierten Säfte oder der Kanne-Brottrunk, Obstsäfte je nach Geschmack, vielleicht mit 1 bis 2 Teelöffeln Honig oder ein bisschen Stevia gesüßt, die Leberreinigung und beschleunigen die Entgiftung. Besonders wichtig sind die Gesundheitsturbos Kombucha und grüner Tee. 1 bis 2 Liter täglich sollten Sie zusätzlich zu den Kräutertees und sonstigen Flüssigkeiten wie Quell-, Leitungs- oder stillem Wasser trinken. Die Kräutertees können auch gesüßt werden, wichtig dabei allerdings ist es, die Flüssigkeiten erst bei Trinkwärme, nicht heiß mit Honig zu süßen, da der Honig unter Hitzeeinwirkung seine Inhaltsstoffe verändert.

Beim Leitungswasser sollten Sie sich sicher sein, dass es unbedenklich ist. Bei Bedarf verwenden Sie einen geeigneten Filter. Ich persönlich bevorzuge Umkehrosmosefilter, aber das ist von der regionalen Wasserqualität abhängig und auch zum großen Teil Geschmacks- und Ansichtssache.

## B. Basenkost

Die Basenernährung und die Basensalze sollten ebenfalls für mindestens drei Monate an einem Tag in der Woche angewendet werden.

Ich habe meinen Patienten in der Regel nach einem Therapiezyklus, der je nach Schwere und Dauer der jeweiligen Erkrankung bis zu sechs Wochen täglicher Behandlung gehen konnte, für den nachfolgenden weiteren Alltag die folgend beschriebene Basenkur empfohlen, um nicht gänzlich wieder in alte Fahrwasser zu geraten. Die Rückmeldungen hierzu waren durchweg positiv, wie ich Ihnen einleitend anhand eines Beispiels zeigen möchte. Das Telefongespräch mit dieser ehemaligen Patientin, die im Vorstand einer österreichischen Textilfabrik tätig ist, endete sinngemäß mit folgenden Worten:

»Also, ich kann unsere Geschäftsessen jetzt richtig genießen, weil ich im Gegensatz zu früher wieder voll einsatzfähig bin. Wenn es mal hoch hergeht, führe ich tags drauf einen Gemüsetag mit Basensalzen durch und bin sofort wieder fit. Manchmal passiert das sogar zwei-, dreimal in der Woche, manchmal setze ich auch mal aus, wenn ich ein paar Tage lang kein Geschäftsessen habe oder keine Feier.«

Es ist wirklich eine der einfachsten, aber auch wirksamsten Methoden, etwas für seine Gesundheit zu tun, wenn man ansonsten »normal« isst.

Besorgen Sie sich in der Apotheke Basensalze wie Basica oder ähnliche und aus dem Bioladen oder Reformhaus oder vom Verkaufsstand Ihres Vertrauens Gemüse, das Sie selbst zu Säften verarbeiten können, oder eben fertige Gemüsesäfte, mindestens 2 Liter für diesen Tag.

Suchen Sie sich einen Tag pro Woche aus, den sie als »Basentag« bezeichnen und an dem Sie dieses Programm durchführen werden. Am besten wenden Sie diese Ein-Tages-Kur über den Frühling oder Sommer an. Damit verhindern Sie jedenfalls eine zu starke Übersäuerung, wenn Sie damit liebäugeln, alte Lebensgewohnheiten beizubehalten. In manchen Fällen geht es aus persönlichen oder geschäftlichen Gründen nicht so einfach, seine Lebensgewohnheiten über einen längeren Zeitraum zu verändern. Vor allem für diese Situation ist die Basenkur gedacht. Sie macht allerdings erst einen Sinn, wenn man sie mehrere Monate (mindestens drei) konsequent durchhält.

Basenhaltige Nahrung ist in unserer säurebetonten Zeit ein gutes Mittel gegen vieles. Um eine Entsäuerung zu beschleunigen, helfen auch natürliche Mittel wie besagte Basensalze für den Schlacken- und Säureabbau und die Stoffwechselaktivierung. Diese Mittel sind die optimale, ja unverzichtbare Ergänzung, wenn es darum geht, überschüssige Säure aus dem Körper zu bekommen. Als Hilfestellung habe ich noch mal die säure- und basenhaltigen Nahrungsmittel zusammengefasst aufgeführt, wie sie auch schon im Buch *Gesunder Darm, gesundes Leben* beschrieben werden. Ich halte es für extrem wichtig, die Ernährung etwas mehr in Richtung basisch zu legen, da die Erfahrung gezeigt hat, dass zumindest diese »Diät«richtung über Jahrzehnte hinweg das gehalten hat, was man sich von ihr erhofft: eine etwas stabilere Gesundheit!

Man kann diese Form der Ernährung lebenslang ohne Angst vor Mangelerscheinungen durchführen, wenn Sie es genau nehmen, ist sie sogar gegen Mangelerscheinungen ausgerichtet. Sie müssen diese Ernährungsform nicht immer und ganz übernehmen. Ab und zu mal, ob nun einen Tag in der Woche, am Wochenende, als Kuranwendung für ein paar Wochen oder auch Monate, bleibt Ihnen überlassen, das Wichtigste ist: Sie müssen sich dabei wohl fühlen! Die Freude am Leben, und dazu gehört nun mal die Art der Energieaufnahme durch Essen, ist für mich eines der wichtigsten Heilmittel.

Mit Hilfe der Tabelle lässt sich die Auswirkung der Ernährung auf den Säure-Basen-Haushalt einschätzen. Der Zahlenwert in der Einheit Milliequivalent pro 100 Gramm (meq / 100 g) gibt an, ob das jeweilige Nahrungsmittel einen »basischen« (B, negatives Vorzeichen), »säuernden« (S, positives Vorzeichen) oder neutralen (N) Effekt auf unseren Körperhaushalt hat. Wundern Sie sich nicht darüber, dass die Zitrone, obwohl sauer schmeckend, einen basischen Stoffwechsel verursacht.

Bei der Leberreinigung sind die negativen Auswirkungen von Diäten wie etwa der Jo-Jo-Effekt nicht zu erwarten. Es geht in erster Linie um Ihre natürliche, nicht gewaltsam erzwungene Gesundheit, nicht um Ihr Gewicht! Dass mit einer Regulierung der Leberfunktionen und einer Reduzierung der Fettleber auch die Stoffwechselfunktionen um ein Vielfaches aktiviert werden, ist allerdings ein positiver Nebeneffekt, der unter anderem eine rasche Verbrennung übermäßiger Fettreserven nach sich zieht.

Doch wie gehen Sie vor? Verringern Sie in Ihrem Speiseplan einfach die Zahl der Nahrungsmittel mit hoher Säurezahl, zum Beispiel Garnelen mit einem Säurefaktor von S 18,2, und ersetzen Sie diese durch Lebensmittel mit hoher Basenzahl, etwa Rosinen mit einem Basenfaktor von B –21,0.

Spielen Sie das Ganze etwas intensiver durch, tauschen Sie ein paar stark säurebildende Nahrungsmittel mit stark basenbildenden Nahrungsmitteln, und Sie werden sich wundern, wie gut es Ihnen bald gehen wird, ohne das Gefühl zu haben, auf irgendetwas Essenzielles verzichten zu müssen. Wenn Sie mal »ein paar saure Tage« hatten, schließen Sie doch einfach »ein paar basische Tage« an, indem Sie säurebildende Nahrungsmittel vom Speiseplan streichen. Auch alle synthetischen Präparate wie Nahrungsergänzungsmittel zählen zu Säurebildnern, da sie aus dem chemischen Labor stammen.

## Potenzielle renale Säurebelastung (PRAL) bei Nahrungsmitteln (mEq / 100 g)[41]

### Getränke

Apfelsaft, ungesüßt B −2,2

Bier, Pilsener Art B −0,2

Bier, dunkel B −0,1

Bier, hell S 0,9

Cola S 0,4

Espresso, Aufguss B −2,3

Früchtetee, Aufguss B −0,3

Gemüsesaft (Tomate, Rote Bete, Möhre) B −3,6

Grapefruitsaft, ungesüßt B −1,0

Grüner Tee, Aufguss B −0,3

Kaffee, Aufguss, 5 Minutcn B −1,4

Kakao, hergestellt aus entrahmter Milch (3,5 Prozent) B −0,4

Kräutertee B −0,2

Mineralwasser B −1,8

Möhrensaft B −4,8

Orangensaft, ungesüßt B −2,9

Rote-Rübe-Saft B −3,9

Rotwein B −2,4

Tafelwasser B −0,1

Tee, indisch, Aufguss B −0,3

Tomatensaft B −2,8

Traubensaft B −1,0

Zitronensaft B −2,5

## Fette und Öle

Butter S 0,6

Olivenöl N 0,0

Sonnenblumenöl N 0,0


## Nüsse

Erdnüsse, unbehandelt S 8,3

Haselnüsse B -2,8

Mandeln S 4,3

Pistazien S 8,5

Walnüsse S 6,8


## Fisch und Meeresfrüchte

Aal, geräuchert S 11,0

Forelle, gedämpft S 10,8

Garnelen S 18,2

Heilbutt S 7,8

Hering S 7,0

Kabeljaufilet S 7,1

Karpfen S 7,9

Krabben S 15,5

Lachs S 9,4

Matjeshering S 8,0

Miesmuscheln S 15,3

Rotbarsch S 10,0

Sardinen in Öl S 13,5

Schellfisch S 6,8

Seezunge S 7,4

Shrimps S 7,6

Zander S 7,1

## Obst

Ananas B –2,7

Äpfel B –2,2

Aprikosen B –4,8

Bananen B –5,5

Birnen B –2,9

Erdbeeren B –2,2

Feigen, getrocknet B –18,1

Grapefruit B –3,5

Kiwi B –4,1

Kirschen B –3,6

Mango B –3,3

Orangen B –2,7

Pfirsiche B –2,4

Rosinen B –21,0

Schwarze Johannisbeeren B –6,5

Wassermelonen B –1,9

Weintrauben B –3,9

Zitronen B –2,6

## Getreide und Mehl

Amaranth (Samen) S 7,5

Buchweizen (ganzes Korn) S 3,7

Cornflakes S 6,0

Dinkel (Grünkern Vollkorn) S 8,8

Gerste (ganzes Korn) S 5,0

Grünkern (Vollkorn) S 8,8

Haferflocken S 10,7

Hirse (ganzes Korn) S 8,6

Mais (ganzes Korn) S 3,8

Reis, geschält S 4,6

Reis, geschält, gekocht S 1,7

Reis, ungeschält S 12,5

Roggenmehl S 4,4

Roggenvollkornmehl S 5,9

Weizenmehl S 6,9

Weizenvollkornmehl S 8,2

Eiernudeln S 6,4

Makkaroni S 6,1

Spaghetti S 6,5

Spätzle S 9,4

**Brot**

Grahambrot S 7,2

Pumpernickel S 4,2

Roggenbrot S 4,1

Roggenknäckebrot S 3,3

Roggenmischbrot S 4,0

Vollkornbrot S 5,3

Weißbrot S 3,7

Weizenbrot S 1,8

Weizenmischbrot S 3,8

Zwieback S 5,9

**Hülsenfrüchte**

Bohnen, grün B –3,1

Erbsen S 1,2

Linsen, grün und braun, getrocknet S 3,5

**Fleisch und Wurstwaren**

Bierschinken S 8,3

Cervelatwurst S 8,9

Cornedbeef, in Dosen S 13,2

Ente (mit Fett und Haut) S 4,1

Ente (reines Muskelfleisch) S 8,4

Fleischwurst S 7,0

Frankfurter S 6,7

Frühstücksfleisch, in Dosen S 10,2

Gans (reines Muskelfleisch) S 13,0

Hühnerfleisch S 8,7

Jagdwurst S 7,2

Kalbfleisch S 9,0

Kaninchen (reines Muskelfleisch) S 19,0

Lammfleisch (mager) S 7,6

Leber (Kalb) S 14,2

Leber (Rind) S 15,4

Leber (Schwein) S 15,7

Leberwurst S 10,6

Rindfleisch, mager S 7,8

Rumpsteak, mager und fett S 8,8

Salami S 11,6

Schweinefleisch, mager S 7,9

Truthahnfleisch S 9,9

Wienerwürstchen S 7,7


**Milch, Milchprodukte und Eier**

Butterkäse (50 Prozent Fett i. Tr.) S 13,2

Buttermilch S 0,5

Camembert S 14,6

Cheddar, reduzierter Fettgehalt S 26,4

Edamer S 19,4

Eigelb S 23,4

Eiweiß S 1,1

Emmentaler (45 Prozent Fett i. Tr.) S 21,1

Frischkäse S 0,9

Fruchtjoghurt aus Vollmilch S 1,2

Gouda S 18,6

Hartkäse, Durchschnitt von vier Sorten S 19,2

Hühnerei S 8,2

Hüttenkäse, Vollfettstufe S 8,7

Kefir N 0,0

Kondensmilch S 1,1

Kuhmilch, 1,5 Prozent S 0,7

Molke B –1,6

Naturjoghurt aus Vollmilch S 1,5

Parmesan S 34,2

Quark S 11,1

Sahne, frisch, sauer S 1,2

Schmelzkäse, natur S 28,7

Vollmilch, pasteurisiert und sterilisiert S 0,7

Weichkäse, Vollfettstufe S 4,3

**Süßes**

Bitterschokolade S 0,4

Eis, Fruchteis, gemischt B –0,6

Eis, Milcheis, Vanille S 0,6

Honig B –0,3

Marmelade B –1,5

Milchschokolade S 2,4

Nussnougatcreme B –1,4

Rohrzucker, braun B –1,2

Sandkuchen S 3,7

Zucker, weiß N 0,0

**Gemüse**

Auberginen B −3,4

Blumenkohl B −4,0

Brokkoli B −1,2

Chicorée B −2,0

Eisbergsalat B −1,6

Essiggurken B −1,6

Feldsalat B −5,0

Fenchel B −7,9

Grünkohl B −7,8

Gurken B −0,8

Karotten, junge B −4,9

Kartoffeln B −4,0

Knoblauch B −1,7

Kohlrabi B −5,5

Kopfsalat, Durchschnitt von vier Sorten B −2,5

Lauch (Porree) B −1,8

Paprikaschoten B −1,4

Pilze B −1,4

Radieschen B −3,7

Rosenkohl B −4,5

Salatrauke B −7,5

Sauerkraut B −3,0

Sellerie B −5,2

Sojabohnen (Samen) B −3,4

Sojamilch B −0,8

Spargel B −0,4

Spinat B −14,0

Tofu (Sojabohne, gedämpft) B −0,8

Tomaten B −3,1

Zucchini B −4,6

Zwiebeln B −1,5


**Kräuter und Essig**

Apfelessig B −2,3

Basilikum B −7,3

Petersilie B −12,0

Schnittlauch B −5,3

Weinessig, Balsamicoessig B −1,6


Lebende Systeme, also auch Menschen, benötigen für einen optimalen Stoffwechsel einen leicht basischen Blut-pH-Wert von 7,36, der durch eine ausgewogene Nahrung annähernd erreicht wird. Der pH-Wert 7,0 ist neutral, pH 1,0 bis 6,99 sauer, pH 7,01 bis 14,0 basisch (alkalisch).

Säuren fallen in jedem Organismus an. Allein schon das Kohlendioxid, das als gasförmiger Abfall unserer Körperzellen durch den Vorgang des Ausatmens unseren Körper wieder verlässt, ist sauer. Andere saure Stoffwechselrückstände werden über die Niere, die Haut oder den Darm ausgeschieden.

Die Säure-Basen-Bilanz sollte sich also um den neutralen Bereich herum bewegen, da sonst bei ständiger Übersäuerung Krankheiten wie Gicht, Weichteilrheumatismus und Gelenkentzündungen zu erwarten sind. Bei jahrelanger stark säurehaltiger Ernährung kann es auch zur Übersäuerung des Muskelgewebes kommen, was sich auf den Herzmuskel schädlich auswirken kann, dann spricht man von einem Säureinfarkt. Aber auch unser All-

gemeinbefinden und viele andere, vor allem chronische Erkrankungen können stark durch das Säure-Basen-Verhalten in unserem Körper beeinflusst werden.

Testen lässt sich der Urin-pH-Wert ganz leicht frühmorgens nach
dem Aufstehen einfach über Urin-pH-Messstäbchen, die man in
jeder Apotheke bekommen kann. Bewegt sich der Säuregrad um
pH 5 oder darunter, sollte man sofort etwas dagegen unternehmen: Eine Möglichkeit sind Basenpulver, ebenso aus der Apotheke zu beziehen, die ohne Probleme so lange zu sich genommen
werden können, bis der pH-Wert auf 6,5 oder darüber gestiegen
ist. (Damit sind keine Säurehemmer der Magensäure, Antacida,
gemeint, denn es geht in diesem Falle nicht um die Magensäure,
sondern um die Säuren-Basen-Belastung der Nieren, das, was unseren Urin sauer oder basisch macht. Wenn man so will, das »ver-
flüssigte« Stoffwechselendprodukt. Daher verwundert es nicht,
dass Zitronensaft, der Inbegriff von »sauer« schlechthin, mit
einem basischen Wert von 2,5 aufwartet und Cola mit seiner
Phosphorsäure, Kohlensäure und Zucker auch nur lediglich einen
Säurewert von 0,4 hat.)

Die Möglichkeit, Basenpulver und Salze zu benutzen, sollte allerdings wirklich nur in Fällen mit Säureproblemen zum Einsatz
kommen. Eleganter und vor allem auf Dauer gesünder ist es, seinen pH-Wert über seine Lebensmittel zu regulieren.

Die Tabelle sagt natürlich nichts über die biologische oder chemische Herkunft aus, auch nichts über vollwertige oder industriell
gefertigte Nahrung. Dennoch ist sie mit einer von Zeit zu Zeit
stattfindenden pH-Urinkontrolle ein wichtiges Instrument zur Regulierung von Ernährungsfehlern bewusster oder unbewusster Art.
Dabei sind die häufigsten Verursacher in liebgewonnenen Gewohnheiten zu suchen, sei es in dem alltäglichen Frühstücks-
kaffee, im überzuckerten Nachtisch nach der Hauptmahlzeit
oder im Betthupferl aus Schokolade.

Sie werden sicher nicht lange benötigen, um meine Beispiele zu komplettieren. Denken Sie dabei auch an all die Kleinigkeiten, die zusammengenommen mehr als die Summe der einzelnen Teile sind, was ihren Effekt auf unser Wohlbefinden und unsere Gesundheit anbelangt.

## C. Ein Tag in der Woche nur Frucht- und Gemüsesäfte

Kurz und schmerzlos, um es salopp zu formulieren, ist die Basistherapie C erklärt. Es hat nämlich einen enorm positiven Effekt nicht nur auf die Leber, sondern für Ihren generellen Gesundheitszustand, wenn Sie eine gewisse Zeit lang an einem Tag in der Woche nur Obst- und Gemüsesäfte zu sich nehmen.
Bereiten Sie sich Ihre Säfte selbst zu oder besorgen Sie sie im Bioladen oder im Reformhaus.
Die Dauer dieser »Kur« richtet sich nach Ihrem individuellen Bedarf, sie sollte aber mindestens über drei Monate gehen. Wie gesagt, ansonsten brauchen Sie bei einem ausgewogenen Lebenswandel keine besonderen bzw. zusätzlichen Maßnahmen zu ergreifen. Praktisch, nicht wahr?

## D. Zwei Obst-und-Gemüse-Tage in der Woche

Freitag und Samstag oder Samstag und Sonntag verzehren Sie drei Monate lang nur Gemüse und Früchte. Dazu benötigen Sie Obst, Fruchtsäfte, Gemüse und Gemüsesäfte nach den folgend aufgeführten Schwerpunkten und außer viel Kräutertee und sauberem Wasser nichts anderes!
Achten Sie bitte darauf: Bei Leberproblemen kann es vorkommen, dass Stein- und / oder Kernobst nicht so gut vertragen werden,

dann müssen Sie dieses weglassen, wie natürlich auch andere Sorten, sofern Allergien darauf bekannt sind.

Essen Sie jeden Tag mindestens einen Apfel und ausreichend Spinat, Beerenfrüchte, Samen, Lauch, Zwiebeln, Kartoffeln, Honigmelone, Avocado, Salate (Kohl) nur (nach-)mittags, Hagebutte, Paprika und Wirsing.

Auch Suppen mit biologischen Zutaten (ohne Glutamat oder Hefeextrakt) bereichern die Mahlzeiten an Ihren Obst-und-Gemüse-Tagen.

Das ist schon alles! Achten Sie natürlich aber auch sonst auf eine maßvolle und ausgewogene Ernährung und auf einen Lebensstil, in dem Extreme möglichst keinen Spielraum haben.

# Die typenbezogene Homöotherapie

Die besondere Form der Leberreinigung durch die typenbezoge-
ne Homöotherapie basiert unter anderem auf sogenannten homöopathischen Polychresten. Die Polychreste, die hier Anwendung finden, decken als ungefährliche Medikamente wie gesagt
ein großes Spektrum ab, innerhalb dessen sich jeder mit seinen
individuellen Eigenschaften mehr oder weniger wiederfinden
können müsste. Stellen Sie sich vor, es gäbe unterschiedliche
Spiegel, deren jeder ein unterschiedliches Bild von Ihnen zeigte.
Aber nur in einem können Sie sich ganz oder zum größten Teil
wiedererkennen. Das wäre Ihr Spiegel, übertragen Ihr Mittel, das
Sie während der gesamten Kur begleiten kann.
Bei der Homöopathie handelt es sich um ein System, das Ende
des 18. Jahrhunderts von dem deutschen Arzt Samuel Hahne-
mann (1755–1843) entwickelt wurde. Er fand anhand der Chi-
narinde durch Experimente heraus, dass ein Extrakt dieser Pflanze in stark verdünntem Zustand eine Krankheit heilen konnte,
deren Symptome sie in Überdosis hervorruft: Malaria. Bei weiteren Experimenten mit anderen Pflanzen und anderen Krankheiten machte er vergleichbare Erfahrungen, was ihn schließlich
zur Formulierung des ersten homöopathischen Gesetzes führte:
»Similia similibus curantur« oder »Ähnliches wird durch Ähnliches geheilt« – das Simile-Prinzip.
Nahezu sämtliche Erkrankungen lassen sich effektiv über die
Homöopathie behandeln. Seien es Hautprobleme, chronische
Magen-Darm-Störungen, Migräne, Bronchitis, Asthma, Rheuma, stoffwechselbedingte, hormonelle oder auch psychische
Beschwerden, um nur einen geringen Teil dessen zu nennen,

worauf sich die Homöopathie heilend auswirkt. Ein nicht zu unterschätzender Vorteil einer homöopathischen Behandlung ist es, dass außer einer meist anfangs auftretenden Erstverschlimmerung – die die Richtigkeit des gewählten Mittels bestätigt und nach kurzer Zeit von selbst wieder abklingt – keinerlei Nebenwirkungen oder Schädigungen von Organen zu befürchten sind, wie sie bei chemischen Präparaten auftreten. Denn weil durch die sehr hohe Verdünnung (Dynamisierung) wenige oder gar keine Moleküle der Ausgangssubstanz mehr in der fertigen Arznei sind, können sich deren unerwünschte Wirkungen gar nicht erst entwickeln. Homöopathische Mittel wirken also nicht chemisch, sondern energetisch. Dabei hilft Homöopathie nicht nur, die körpereigenen Selbstheilungskräfte zu aktivieren, sie verbessert, richtig angewandt, sogar die Lebensqualität enorm.

Einfach gesagt, teilen die Mittel also dem Körper mit, »was zu tun ist«, um sich selbst zu heilen. Die nötige Arbeit wird dann vom Organismus selbst erledigt. Ein homöopathisches Mittel unterdrückt also kein Symptom und lässt die ursächlich zugrunde liegende Störung nicht außer Acht, vielmehr aktiviert es je nach Wahl der sogenannten Potenz (dynamisierte Verdünnung bzw. Verschüttelung) auf einer feinstofflichen Ebene die Energien, die letztendlich zum Heilungsprozess führen.

Die Potenz der Globuli (Kügelchen), Tabletten oder Tinkturen wird bei homöopathischen Mitteln angegeben mit Kürzeln wie D6 oder C6. Bei der D-Reihe wird schrittweise immer wieder zehnfach verschüttelt bzw. verdünnt (lateinisch *decem* [D] für »zehn«), bei D6 also sechsmal, so dass ein Verhältnis von der Ausgangs- zur Trägersubstanz von 1 zu 1 000 000 entsteht. Bei der C-Reihe wird jeweils hundertfach verdünnt (lateinisch *centum* [C] für »hundert«).

Doch fangen wir jetzt einfach an, indem Sie sich die verschiedenen Wesensmerkmale anschauen, die mit den Mitteln korrelieren. Finden Sie sich in einer der idealtypischen Beschreibungen zum größten Teil wieder, haben Sie sehr wahrscheinlich das Mittel gefunden, das bei Ihnen die beste Wirkung erzielt. Lassen Sie sich dabei nicht abschrecken von den beschriebenen individuellen Charakteristika, die man auf den ersten Blick als »negativ« einstufen würde. Genannt werden zwecks Deutlichkeit markante Eigenschaften, die freilich nicht den ganzen Menschen ausmachen, und sie sind deswegen auch mehr oder weniger überzeichnet. Es können mehrere der aufgeführten Symptome zutreffen, sie müssen es aber nicht. Je mehr Sie sich mit einem dieser Polychreste identifizieren können, umso größer ist die Wahrscheinlichkeit, dass es Ihnen gleich auch bei anderen Problemen hilft.

Es kann nicht viel passieren, weil die hier empfohlenen Homöopathika keinen physischen Schaden anrichten. Dennoch sollten Sie im Zweifels- oder Bedarfsfall fachkundigen Rat einholen, um ein möglichst optimales Ergebnis zu erzielen.

Bei jedem Mittel sind auch die Nummern der Begleittherapien aufgeführt, deren Anwendung ich empfehle. Die korrelierenden Nummern und die Beschreibungen bzw. Empfehlungen finden Sie dann im anschließenden Kapitel über die zwölf Begleittherapien.

Doch begeben Sie sich zunächst auf die Suche nach Ihrem Leitmedikament für eine der bereits beschriebenen Basistherapien, die Sie sich ganz nach Ihren Wünschen oder Bedürfnissen frei auswählen können.

# I. Chelidonium

## Schöllkraut – eine »Allroundkur« für die Leber

*Basistherapievorschlag:* C
*Leitmedikament:* Chelidonium D6, 3-mal 5 Globuli ½ Stunde vor dem Essen
*Begleittherapievorschlag:* 1, 2 b, 8 i, 9 b

Chelidonium respektive Schöllkraut passt für jedes Alter, jedes Geschlecht und in diesem Fall für jeden Typus. Es ist das homöopathische und pflanzliche Leber-und-Gallen-Mittel par excellence, zur allgemeinen Entgiftung des gesamten Körpers und zur Unterstützung bei leichten Leberproblemen. Jeder kann diese Kur ohne Bedenken durchführen, sie ist leicht anwendbar und im Regelfall ohne jegliche Nebenwirkung.
*Ausnahme:* etwaige Allergien. Das gilt natürlich auch für jeden anderen Vorschlag.
Eine Verschlechterung der Symptome tritt morgens sowie am Nachmittag ein, durch Berührung, Bewegung, bei Kälte und beim Liegen auf der rechten Seite. Eine Besserung erfolgt durch warme Getränke, warme Bäder und durch Essen sowie durch Druck auf die betroffenen Stellen.
Vor allem ist diese Kur anzuraten in den folgenden Fällen:
– mangelnde Neigung zu Anstrengungen,
– Schweregefühl vor allem im Bereich des Kopfes, des Magens oder der Leber,
– Schmerzen beim tiefen Einatmen,
– chronischer Durchfall oder permanente Verstopfung,
– Nackenschmerzen,
– leichte Leberprobleme,
– rheumatische Hüftgelenks- und/oder Oberschenkelbeschwerden,
– sich ausbreitende »Lahmheit« in den einzelnen Körperteilen.

Eine junge Frau, zu jung für dauernde Müdigkeit, begab sich eines Tages in meine Praxis und erzählte mir von ihrer Mattigkeit, ihrer Antriebslosigkeit, von den Durchfällen, die mit Verstopfungen abwechselten, und von der Taubheit ihrer rechten Hand. Ich schlug ihr die Chelidonium-Kurform vor, begleitet von einem Tag in der Woche, an dem sie nur geriebene Äpfel zu sich nehmen sollte und das Medikament Mutaflor, um die Bakterienflora des Darms zu unterstützen. Vier Wochen lang führte sie meine Anordnungen mit Erfolg durch. Sie benötigte keine weitere Therapie mehr, ich riet ihr lediglich, den Chelidoniumtee weiter zu trinken, und sie sollte mit der Ernährung noch ein bisschen vorsichtig sein. Gesagt – getan, besser »gesagt«: Denn etwa eine Woche später rief sie an und erzählte mir, alles wäre wieder so schlecht wie vor der Behandlung. Ich war etwas überrascht, denn bei unserer letzten Begegnung machte sie mir einen recht stabilen Eindruck.

Also begann ich mit Fragen wie in solch einem Fall üblich, meistens kommt man dem Auslöser so auf den Grund. Sie begann auch immer herumzudrucksen, wenn es um die Ernährung ging, bis sie sich endlich dazu entschloss, die Wahrheit zu »beichten«: »Vor zwei Tagen hatte ich einen kleinen Anfall, ob der wohl damit zu tun hat?«

Ich bat darum, mir »ihren Anfall« etwas genauer zu beschreiben, da ich ihr sonst nicht weiterhelfen könnte. So gestand sie mir, dass sie auf einmal aus heiterem Himmel von einer Schachtel Weinbrandpralinen in der Schublade angelächelt wurde und sie nicht widerstehen konnte. Ich antwortete ihr nur aufmunternd: »Macht nichts – dann halt: ›Auf ein Neues!‹« Zuerst wollte Sie mich nicht verstehen, als sie aber auf ihre Frage »Alles noch mal?« ein Ja von mir erhielt, bedankte sie sich und legte auf. Die Frau zog die vier Wochen noch einmal ganz locker durch und hatte den gleichen Erfolg wie zuvor.

Nur diesmal hatte sie sich die Schachtel Weinbrandbohnen als »Belohnung«, wie sie sagte, verkniffen, sie sah vital aus und sprühte vor Energie, wollte sich die Pralinen aber irgendwann dann doch noch gönnen …

## II. Calcium carbonicum

**Kohlensaurer Kalk – vornehmlich *das* Mittel für Kinder und beleibte Frauen**
*Basistherapievorschlag:* B oder C
*Leitmedikament:* Calcium carbonicum D6, 3-mal 10 Globuli ½ Stunde vor dem Essen
*Begleittherapievorschlag:* 1, 3 b, 5 a, 8 i, 9 b, 10, 11

Der Calcium-carbonicum-Typus ist vom Aussehen eines Athleten weit entfernt. Schlaffheit zieht sich durch sein Leben, Schwäche der Muskeln und sein feuchtkalter lascher Händedruck sind die ersten Anzeichen, die auf diesen Typus schließen lassen. Calcium carbonicum friert, und es mangelt ihm an Ausdauer und Anspannung, was seine Fröstelei unterstützt. Anstrengung »zieht ihn runter«, »versaut« ihm den Tag und verschlechtert jede Problematik, an der er zu diesem Zeitpunkt leidet. Eine Verschlechterung tritt ein durch Kälte und feuchte Luft, die Besserung durch Trockenheit und Liegen auf der schmerzhaften Seite.
Betrachten wir einmal bei diesem Mittel den seltener vorkommenden Mann, so ergibt sich bei ihm ein eigentümliches Symptom: Während er sich während des Geschlechtsverkehrs gut fühlt, treten direkt danach große Schwächen und Gereiztheit auf, die sich sogar über Tage hinziehen können.
Was seinen / ihren Geschmack sowohl in leiblichen wie in modischen Dingen betrifft, ist Calcium carbonicum eher als »lang-

weilig« zu betrachten. Sein/Ihr Lieblingsessen: Kartoffel- oder Nudelgerichte und zum Nachtisch etwas »Cremiges«. Damit ist Calcium carbonicum rundum zufriedenzustellen.

Das Thema »Kind« zieht sich durch das ganze Leben von Calcium carbonicum, und auch als Erwachsener fühlt er sich wohler unter Kindern als unter Gleichaltrigen.

Ein ganz spezieller Wesenszug ist sein Mangel an Durchsetzungsvermögen oder Konkurrenzfähigkeit. Daher ist Calcium carbonicum in einer wettbewerbsorientierten Gesellschaft häufig völlig überfordert, oder er wird zum Außenseiter.

Der Typus kann auch nicht lange gehen oder stehen, es fehlt am Schwung. »Langsam«, »spät«, »schwer« und »schwach« sind die Hauptattribute, die zu ihm passen, ja, die ihn eigentlich erst zu dem machen, was er eben ist: Calcium carbonicum …

Vor allem ist diese Kur anzuraten in den folgenden Fällen:

— vergrößerte Leber,
— Haut- und Knochenprobleme,
— übergewichtige Frauen, die leicht schwitzen und sich Illusionen sowie Selbsttäuschungen hingeben,
— Furcht, den »Verstand zu verlieren«,
— häufige Erschöpfung wegen Überarbeitung,
— Schilddrüsendysfunktion,
— Starrsinn bzw. Dickköpfigkeit,
— Abneigung gegen Arbeit oder Anstrengung,
— Jucken der Kopfhaut,
— wunde Nasenlöcher,
— Abneigung gegen Fleisch und Gekochtes,
— starkes Verlangen nach kalten Getränken,
— Stuhl zuerst hart, dann flüssig,
— Gedankenflut, die das Einschlafen behindert,
— Ablehnung von stark Gewürztem,

- leichte seelische Überforderung,
- kurzes Gedächtnis,
- plötzlich auftretende »geniale Einfälle«.

Zu diesem Mittel gibt es auch eine, wie ich finde, aufschlussreiche Anekdote, die nebenbei auch noch einmal die unterschiedlichen Ansätze ganzheitlichen und schulmedizinischen Denkens karikiert.

Eines Tages besuchte Gilbert Charette[42], einer der renommiertesten französische Homöopathen, mit seinem Freund Dr. Claude den bekannten Professor Dr. Abadie in einer seiner Vorlesungen, die sehr gut von in- und ausländischen Zuhörern besucht war. Unter den Kranken, die Abadie vorstellte, war ein Junge von etwa zehn bis zwölf Jahren, der an schweren Hornhautgeschwüren der Augen litt. Drei Monate schon hatte sich Abadie redlich um die Heilung des kleinen Jungen bemüht.

Plötzlich wandte er sich an Dr. Claude und setzte ihm sozusagen das Messer auf die Brust: »Kollege Claude, Sie können ja alles heilen. Was würden Sie diesem Kind geben, um es von seinen Geschwüren zu befreien?«

Claude mochte es nicht, wenn man sich so süffisant über die Homöopathie äußerte, deshalb zog er zuerst ein etwas indigniertes Gesicht, besann sich dann aber eines Besseren. Er beugte sich zu dem kleinen Patienten, überprüfte aufmerksam seine Geschwüre, seine entzündeten Augenlider, die geschwollene Nase, die dicken Lippen, die Halsdrüsen, drehte sich dann zu Abadie um und teilte ihm mit: »Wenn ich den Jungen zu behandeln hätte, würde ich ihm Calcium carbonicum D12 verordnen.«

Abadie lächelte: »Körnchen?« – »Ja, Körnchen.« – »Was sonst?« – »Nichts sonst.« – »Wie, kein äußeres Mittel?« – »Auf keinen Fall!« – »Keine Salbe?« – »Nein.« – »Keine Augentropfen?« – »Noch viel weniger!«

»Donnerkeil!«, rief Abadie aus. »Wenn Sie diesen kleinen Kerl von seinem Leiden heilen, heiße ich Sie wahrhaft einen großen Mann.«

Nach acht Tagen fanden sich alle wieder ein, die Kollegen und die Studenten. Sie mussten feststellen, dass die Homöopathie keineswegs versagt hatte. Der kleine Patient war fast völlig geheilt, und Abadie erkannte ohne Zaudern den Sieg seines »Widersachers« an, ja, er erklärte in einem Schwung voller Begeisterung: »Meine Herren. Ich verneige mich vor einem solchen Erfolg, und wenn ich andere Kranke mit Hornhautgeschwüren habe, dann werde ich bestimmt nicht zögern, diese mit Calcium carbonicum zu behandeln.«

Claude ahnte, was kommen musste. Abadie verordnete wie versprochen während einiger Zeit bei allen Hornhautgeschwüren, die ihm in die Finger kamen, Calcium carbonicum und musste jedes Mal Fehlschläge hinnehmen, da er das Mittel generell auf nur ein Symptom anwandte, was vollkommen konträr zu jedem homöopathischen Gesetz ist. Die Misserfolge schob er natürlich auf das Konto der Homöopathie, obwohl er es war, der ihr grundlegend zuwidergehandelt hatte, indem er andere Symptome oder Besonderheiten der Patienten nicht mitberücksichtigte.

## III. Nux vomica

### Brechnussbaum – das größte und mächtigste unserer Polychreste

*Basistherapievorschlag:* C oder D

*Leitmedikament:* Nux vomica D6, 3-mal täglich 10 Globuli ½ Stunde vor dem Essen

*Begleittherapievorschlag:* 1, 2 a, 3 c, 6, 8 a und i sowie 9 a und b, 10

Im idealtypischen Nux-vomica-Menschen haben wir in vielen Punkten eher das Gegenteil von Calcium carbonicum. Die Typologie passt mehr bei hageren, dünnen Leuten, man bezeichnet Nux vomica auch als typischen »Geschäftsmann«, geistig generell mit lukrativen Ideen, aber auch mit Sorgen überlastet.

Nux vomica regt sich bei jeder Kleinigkeit auf, ist hypochondrisch veranlagt und leidet meistens an Verstopfung, die häufig seiner überwiegend sitzenden Lebensweise und seiner hastigen Nahrungsaufnahme geschuldet ist.

Er ist impulsiv, cholerisch, immer geschäftig und in Hast. Seine innere Unruhe kann sich zu panischen Ängsten steigern, die im Extremfall bis zum Selbstmord gehen.

Eine Verschlechterung tritt morgens und bei geistiger Anstrengung sowie bei Berührung auf. Nach dem Essen verspürt Nux vomica Übelkeit. Er fühlt sich besser nach kurzem Schlaf, ohne geweckt zu werden, abends und im Ruhezustand.

Vor allem ist diese Kur anzuraten in den folgenden Fällen:

— für Nachtmenschen, die morgens das Gefühl haben, als hätten sie durchgefeiert, was manchmal aufgrund ihrer Lebensweise auch zutreffen kann,
— Stimulanzienmissbrauch (Alkohol, Zigaretten, Drogen, Aufputschmittel),
— auffällige Abneigung gegen alles »Hässliche«,
— vorwurfsvolle Grundhaltung,
— mürrisches, nörgeliges Wesen (»Beckmesserei«),
— sehr druckempfindliches Magengebiet,
— wenn schwere Nahrung bevorzugt wird,
— Gefühl, als bliebe beim Stuhlgang immer etwas zurück, dabei Verstopfung, Abgang nur von kleinen Mengen (»Schafsbollenstuhl«),

- Schmerzen im Lendenwirbelbereich (Verschlechterung nach Mitternacht),
- Arme und Hände schlafen ein, man hat Krämpfe in den Waden,
- Abneigung, zugedeckt zu sein,
- außergewöhnlich starke Libido,
- Dauerstress.

In den Vereinigten Staaten wurde in einer gezielten Umfrage folgende Frage gestellt: »Wenn wir nach und nach auf unsere Medikamente verzichten müssten, welches sollten wir als letztes behalten?« Platz Nummer eins bei den Antworten nahm Nux vomica ein.

Wenn man bedenkt, dass sich dieses Mittel so ziemlich genau um die Probleme der heutigen Lebensweise in der westlichen Zivilisation (und nicht nur mehr da) dreht, wird uns klar, was für eine Rolle ihm zukommt: Nux vomica ist das Mittel des »Business«, wenn es um die Ausschaltung der Begleitsymptome geht, angefangen bei Stress bis hin zum Burn-out-Syndrom.[43]

# IV. Sulfur

**Schwefel – der »Philosoph in Lumpen«**
*Basistherapievorschlag:* A, C oder D
*Leitmedikament:* Sulfur D6, 3-mal 10 Globuli täglich ½ Stunde vor dem Essen
*Begleittherapievorschlag:* 1, 2, 3 b, 8 a, 9 b,10

Verzeihung, das Folgende ist nicht abwertend gemeint, sondern soll der Deutlichkeit dienen. Aber die Typologie entspricht meist Leuten, die eine Abneigung gegen Waschen und Wasser zu hegen scheinen, denn ihr Äußeres entspricht nicht dauerhaft den landläufigen Hygienestandards. Der Typ Sulfur leidet zudem mit ziemlicher Sicherheit an irgendeiner Hautproblematik.

Das Mittel passt zu Heranwachsenden, aber auch zu älteren Menschen und ist vor allem auch bei Männern in der sogenannten Midlife-Crisis oder bei im »Wechsel« befindlichen Frauen angezeigt.

Sulfur ist eines der wertvollsten Homöopathika überhaupt. Wertvoll vor allem auch bei vielen Erkrankungen des Alters.

Egoismus ist eine der herausstechenden Eigenarten des Sulfurtyps. Jegliches Feingefühl scheint ihm abhandengekommen zu sein, »Dankbarkeit« ist für ihn ein Fremdwort. Der Sulfurmann hängt stark an seinem Besitz, ist sehr materialistisch, klammert sich an jeden Gegenstand und hat dabei das Bedürfnis nach engem Kontakt zu seinem Hab und Gut. Sein Haus ist sein Museum.

Er kann allerdings auch in einer vollkommen verwahrlosten Umgebung hausen und sich gleichzeitig weigern, etwas zu besitzen. (Man nennt diesen Typus daher auch den »Philosophen in Lumpen«.) Der Erwachsene, der tagsüber kurze Schläfchen macht, nachts dafür aber hellwach bleibt, ist Sulfur. Er strotzt vor Selbstvertrauen, Sicherheit, Lebensenergie, und er baut vor allem auf einen intakten Verstand. Der Glaube dieses maskulinen Sulfurtyps, dass Frauen vor allem dafür da sind, um sich für ihn abzurackern, ist Dogma. Er denkt nur an die Bedürfnisse seiner Mitmenschen, wenn es auch ihm zum Vorteil gereicht. Und er fühlt sich in Unordnung und Durcheinander wohler als in ordentlichen Verhältnissen.

Als Erwachsener trägt Sulfur lieber abgetragene, alte Sachen als neue Kleidung. Er läuft auch bei niederen Temperaturen leicht bekleidet herum.

Lärmen und Bewegung gehören zu seinen besonderen Spezifika:

Überall dort, wo es laut zugeht, Türen knallen und nichts in Ruhe ablaufen kann, ist Sulfur oft mit von der Partie. Vor allem, wenn gestritten wird, ist Sulfur in der Mitte des Pulks zu finden, häufig ist er sogar der Anstifter.

Eine Verschlechterung sämtlicher Beschwerden tritt bei ihm ein durch Ruhe, Baden, Waschen, morgens gegen 11.00 Uhr und durch Alkohol. Die Besserung erfolgt bei warmem Wetter.

Vor allem ist diese Kur anzuraten in den folgenden Fällen:

- übelriechende Absonderungen jedweder Art,
- juckende Genitalien,
- wenn gegen 11.30 Uhr ein Leeregefühl im Magen auftritt,
- oberflächlicher Schlaf (»Katzenschlaf«),
- Vergesslichkeit,
- Rücksichtslosigkeit,
- Selbstsucht,
- wenn man zwischen völliger Appetitlosigkeit oder Heißhunger hin und her schwenkt,
- Durchfall am Morgen,
- wenn die Fenster immer weit geöffnet sein müssen,
- hitzige, explosive Persönlichkeit,
- wenn man stets viel Durst hat.


Ein älterer Mann besuchte meine Praxis wegen seiner immer häufiger auftretenden Schwindelattacken, vor allem morgens. Eine Konsultation bei einem Kollegen zwei Jahre zuvor und eine daraufhin durchgeführte medikamentöse Begleittherapie mit Ozon und striktem Eiweiß- und Genussmittelverbot hatte zu keinem Ergebnis geführt. Auch eine medikamentöse Behandlung schulmedizinischer Art und Besuche bei einem HNO-Arzt und einem Neurologen brachten keine Ergebnisse.

Ich erkannte zuerst ein extremes Aggressionspotenzial, das ich mit Hilfe von Johanniskrautinjektionen, Entspannungs- und Gesprächstherapie etwas lockern konnte. Der letztendliche Erfolg trat allerdings erst nach einer einmaligen Gabe von 10 Globuli Sulfur D30 auf. Gleich am Tag darauf war er symptomfrei, und nach sechs Wochen meldete er sich nochmals und berichtete mir, dass er innerhalb des gesamten Zeitraums keinerlei Beschwerden mehr verspürt hatte. Sein gesamtes Erscheinungsbild hatte sich gewandelt, und seine Ausstrahlung war wesentlich sympathischer geworden.

# V. Mercurius solubilis

**Quecksilber – der »Zappelphilipp«**
*Basistherapievorschlag:* B oder C
*Leitmedikament:* Mercurius solubilis D30, 1-mal 10 Globuli bei Beginn der Kur
*Begleittherapievorschlag:* 1, 2 a und e, 3 a, 7, 8 c, 9 a und b, 10, 12 (bei Gallenproblemen)

Der Mercurius-solubilis-Typus hat in der Regel blaue Augen, blondes oder hellbraunes Haar, ist schlank, neigt zu rheumatischen Beschwerden und hat eine blasse, fahle Gesichtsfarbe. Psychisch ist Mercurius eher aufgeregt, ängstlich, leicht aufbrausend und hastig-überstürzt. Sogenannte »Zappelphilippe« oder hyperaktive Kinder (AD[H]S) reagieren besonders gut auf diese Kur. Übler Mund- und Körpergeruch sind weitere typische Merkmale. Eine Verschlimmerung tritt nachts ein, ebenso durch Bettwärme, feuchtes und regnerisches Wetter. Die Besserung erfolgt durch Ruhe.
Vor allem ist diese Kur anzuraten in den folgenden Fällen:

- träge Leberfunktion mit manchmal auftretenden hellen Stühlen,
- blutende und eitrige Hämorrhoiden,
- Appetitlosigkeit,
- wenn Kleinkinder Durchfall haben,
- wenn man beim Stuhlgang stets das Gefühl hat, »nie fertig zu sein«, und
- wenn man immer ein häufiges, plötzliches Bedürfnis zur Stuhlentleerung verspürt,
- Schwäche und Zittern,
- ameisenartiges Kribbeln auf der Hautoberfläche,
- starke nächtliche Schweiße,
- rastlose Gemütsstimmung,
- reißende, stechende Schmerzen,
- wenn die Nase häufig fließt und der Hals oft entzündet ist,
- Nierenentzündung,
- Gelenkrheumatismus,
- Eiterungen,
- wenn Schwindel und Hörschwäche auftreten.

Eine Frau, 32 Jahre alt, unruhig, klagte darüber, dass sie extrem starken Mundgeruch habe, den sie mit keiner noch so verrückten Therapie in den Griff bekäme. Nachtkerzenöl, Ölsaugen, Salbeigurgeln, konzentrierte Pfefferminztropfen, Veränderung der Ernährung, Tees in aller Form, Rollkuren mit Kamille, kein Kaffee, kein Alkohol, keine sonstigen Sachen, die industriell gefertigt waren, Edelsteine lutschen, dann sogar, was sie anekelte, frühmorgens einen Schnaps trinken auf den »Rat eines guten Freundes« hin: kaum ein Punkt, der weiterhalf. Der »Schulmedizin« vertraute sie nicht mehr, nachdem sie sich, wie sie meinte, »über zwei Jahre lang einem System anvertraut hatte, das noch nicht einmal bei ›kleinen Problemen‹ funktioniert«.

Nun, sogenannte »kleine Probleme« können eine »große Ursache« haben, so war es auch hier. Die Frau erzählte mir von ihren ständigen Halsschmerzen, nächtlichen Schweißausbrüchen und von ihrem »Getriebensein«, das sie »rund um die Welt schickte«. Sie sprach davon, dass ihr Lebensgefährte in einem südamerikanischem Land neben ihr am Strand liegend einfach so von Banditen erschossen wurde und sie nur knapp mit dem Leben davongekommen war. Warum, konnte sie auch nicht sagen. Als sie mir dann noch von einer Vergewaltigung in ihrer Jugend berichtete, spätestens da war es mir klar, dass neben einer psychologischen Therapie (davon hatte sie auch schon erfolglos mehrere verschiedene in der Vergangenheit hinter sich gebracht) Mercurius das richtige Mittel sein würde.

Bis heute weiß ich nicht, ob die Verordnung von Mercurius oder die psychologische Therapie, in diesem Fall mittels Hypnose, den endgültigen Ausschlag gegeben hatte, was eigentlich auch egal sein kann. Die Frau fand schließlich zu sich selbst zurück und hatte – nebenbei bemerkt – auch keinen Mundgeruch mehr!

## VI. Natrium muriaticum

### Kochsalz – der »Morgenmuffel« schlechthin

*Basistherapievorschlag:* A oder C
*Leitmedikament:* Natrium muriaticum D6, 3-mal 10 Globuli 1 Woche lang, danach 3-mal 5 Globuli täglich, mindestens 3 Monate lang
*Begleittherapievorschlag:* 1, 5, 7, 8 i, 9 b

Der Natrium-muriaticum-Typus ist ein sehr ernster Mensch, der dazu neigt, die Dinge von der dunklen oder negativen Seite aus zu betrachten. Psychisch kommt er fast nie über Schmerzen oder

Kränkungen hinweg und ist daher sehr nachtragend. Er verweilt somit auch gern bei vergangenen, unerfreulichen Begebenheiten. Traurigkeit und Niedergeschlagenheit sind seine ständigen Begleiter. Natrium muriaticum kann eine echte »Spaßbremse« sein, die andere mühelos mit herunterzieht.

Man bezeichnet Natrium muriaticum als den Morgenmuffel par excellence, dessen Beschwerden sich sogar unter Einwirkung von Sonnenstrahlen verschlechtern.

Ein eigentümliches Symptom kommt gelegentlich vor, ist aber ein untrügliches Zeichen für diesen Typus: Er reagiert vor allem allergisch auf alles, was er liebt. Das kann Schokolade sein, aber Katzen oder andere Haustiere können denselben Effekt auslösen. Natrium muriaticum, chemisch gesehen auch als NaCl (Natriumchlorid) oder sicherlich noch besser bekannt unter dem Namen »Kochsalz«, ist das »Spitzenmittel« für Leberprobleme in Verbindung mit Verdauungsstörungen und chronischer schlechter Laune.

Eine Verschlechterung seiner Symptome erfährt der Natrium-muriaticum-Mensch durch Geräusche, Zimmerwärme, Hitze und Musik, Besserung durch ein kühles Bad, enge Kleidung und Liegen auf der rechten Seite.

*Bitte beachten:* Während und nach der Kur gilt besonders bei diesem Typus für drei weitere Monate ein vollkommener Genussmittelverzicht.

Vor allem ist diese Kur anzuraten in den folgenden Fällen:

- Beschwerden im Verdauungstrakt, meist Durchfall (der mit Verstopfung abwechseln kann),
- ausgeprägte Schwäche und Müdigkeit,
- Bluthochdruck,
- wenn die Muskeln schwach und steif sind,
- Geruchs- und Geschmacksverlust,

- wenn man beim Essen schwitzt,
- Ekzeme,
- Warzen,
- fettige Haut.

Eines Tages erzählte mir ein Patient nach Beginn einer Behandlung, dass, wenn er es so recht bedenke, sein größtes Problem seiner Meinung nach nicht nur in seinen Ernährungsgewohnheiten, sondern vor allem im Verhältnis zu seinem Vater bestünde.
Er – ich will ihn hier »Franz« nennen – und sein Bruder lebten mit dem Vater als Landwirte zusammen auf einem Bauernhof.
Ich horchte auf, und er begann mir zu erzählen, dass er das Problem erst jetzt durch die Gespräche hier erkannt hatte. Sicherlich stünden seine Minderwertigkeitsgefühle mit seinen Verhaltensweisen im Zusammenhang, dennoch schob er die grundsätzliche Problematik auf seinen Vater, der ihm und seinem jüngeren Bruder schlecht gelaunt am Frühstückstisch immer erzählt hatte, wie wenig sie eigentlich wert wären.
Irgendwann einmal glaubt man so was einfach, genau diesen Wiederholungseffekt macht sich ja auch die Werbung durch iterative Kampagnen zunutze.
»Einer Therapie wäre euer Vater nicht zugänglich, nehme ich an«, war ich mir ziemlich sicher.
Der junge Mann schüttelte resigniert den Kopf: »Für ihn ist sein Leben ja in Ordnung. Er hat ja alles im Griff. Den Knecht, die Magd, die Mutter, ja, und Joseph und mich. Wir tun alles, um ihm zu gefallen, aber kein freundliches Wort, keine Anerkennung – und wenn wir alle von Sonnenaufgang bis zum Sonnenuntergang ackern, halt bis wir umfallen. 's weibliche Geschlecht macht auch einen riesigen Bogen um unseren Hof. Obwohl mein Bruder und i' doch die besten Partien im ganzen Umkreis san.«

»Ich versuche gern, Ihnen zu helfen, soweit es mir möglich ist. Erzählen Sie mir halt so viel wie möglich über Ihren Vater.«

Nie hatte irgendjemand so eindeutig auf dieses Arzneimittelbild gepasst. Als die Erzählung geendet hatte, war ich mir sicher: Natrium muriaticum war das Mittel der Wahl.

Als Franz mich anschaute, standen Tränen in seinen Augen: »Ich habe noch nie in meinem Leben etwas Böses über meinen Vater gedacht.«

Ich beruhigte ihn, stand auf, holte ein paar Kügelchen Natrium muriaticum in hoher Potenz (D200), drückte sie Franz in die Hand und nickte ihm zu: »Damit wird's besser gehen.«

»Aber wie …?«

Ich wusste, was er meinte, und ich focht damals einen schweren inneren Kampf mit mir aus, als ich ihm dann doch den Ratschlag gab: »Zehn Kügelchen in sein Morgengetränk, aber zuvor mit ihm absprechen.«

Franz nickte kurz, bedankte sich und bat darum, nach Hause gehen zu dürfen, obwohl er noch eine Therapiesitzung bei uns vor sich gehabt hätte. Ich hatte nichts dagegen.

Franz ließ sich die nächsten drei Tage entschuldigen, und ich wurde immer schuldbewusster, etwas getan zu haben, was ich eigentlich verurteilte: jemandes Einverständnis nicht sicher selbst eingeholt zu haben, ihn also ohne sein direktes Wissen zu behandeln. Sicherlich wäre jetzt hier eine Diskussion über Ethik innerhalb der Medizin angebracht, aber zumindest mein guter Wille sei als Verteidigungsargument vorgetragen und der wirklich phänomenale Effekt, der sich anschloss. Denn Franz konnte sein Glück nicht fassen, als er am vierten Tag auf der Schwelle des Eingangs stand und lauthals posaunte, dass ein Wunder geschehen sei. In O-Ton will ich Ihnen Folgendes wiedergeben: »Mei Vadder läfft pfeiffnd durch die Gägnd. I hob mei Vadder noch nie pfeiffn härn.«

So wie Franz sich gebärdete, schien es tatsächlich einen bahnbrechenden Erfolg bei seinem Vater gegeben zu haben. Ich hatte gar nicht gemerkt, wie er ein menschliches Bündel hinter sich herschleifte, das sich seinem Schicksal, wie es schien, ergeben hatte. Wiederum im O-Ton: »Do, do ham S' den Haberer-Schorsch, der hat aa imma a schlechta Laun.«

Jetzt, da Franzens Probleme gelöst seien, brachte er diesen Patienten mit, damit ich keinen Verdienstausfall hätte …

Ich fand Franzens Auftritt bühnenreif. Welcher Patient bringt schon Ersatz mit, wenn seine Therapie kürzer ausfällt als vermutet? Mir war damals bereits klar, dass ich diese Geschichte gelegentlich als spezielles »Testimonial« bringen würde, deswegen hab ich das Ganze damals schon dokumentiert – mit Genehmigung von Franz, dem Haberer-Schorsch und vor allem auch zu guter Letzt seinem Vater, der sich nach Monaten doch tatsächlich bedanken kam (und ich dachte, er wollte mir die Rippen brechen).

# VII. Lachesis

**Schlangengift – bei sexueller Exzessivität**
*Basistherapievorschlag:* C oder D
*Leitmedikament:* Lachesis D12, 1-mal pro Woche 10 Globuli auf der Zunge zergehen lassen
*Begleittherapievorschlag:* 1, 2 a, 3 c, 4, und 8 c abwechselnd mit 8 e, 9 a und b, 11

Es ist nicht ganz einfach, sich selbst als Lachesistypus zu erkennen, weil man einige der weniger angenehmen Eigenschaften auch unbewusst verkörpern kann. Aber hier wird es hilfreich sein, die ehrliche Meinung eines lieben Menschen Ihres Vertrauens einzuholen, der Ihnen sehr nahesteht. Es geht schließlich darum, dass sich Ihre Probleme und Ihre Symptome bessern.

Selbstherrlich, eingebildet, neidisch, hasserfüllt, rachsüchtig, grausam, geistig verwirrt, körperlich hyperaktiv, gegensätzlich: Das sind die Eigenschaften, die auf der »Negativseite« zu verbuchen sind.

In Lachesis kämpfen zwei Kräfte um die Herrschaft gegeneinander: der Geist gegen das sinnlich Emotionale, was das Gesamtbild dieses Arzneimittels etwas kompliziert macht. Denn Arroganz kämpft gegen Bescheidenheit, Liebe gegen Hass, Maßlosigkeit gegen Zurückhaltung. Hinzu kommt, dass Lachesis sehr einfallsreich und beweglich ist, dabei werden Gefühle und Motive anderer leicht und schnell durchschaut. Wie ein Schachspieler unternimmt Lachesis präzise Schritte, um ans Ziel zu gelangen, dabei ist seine schnelle Auffassungsgabe von großem Vorteil. Gestört werden seine Rochaden lediglich durch einen unkontrollierbaren Strom von Gedanken. Geistige Höchstleistungen vollbringt Lachesis nachts.

Ausscheidungen verbessern häufig die unangenehmen Symptome. Bei Frauen hören »Verrücktheiten« und »Kontrollverluste«, die kurz vor der Monatsblutung entstehen, mit dem Einsetzen der Monatsblutung abrupt auf.

Lachesis in jeder Form ist darüber hinaus das Mittel bei sexuellen Ab- und Ausschweifungen überhaupt. Also ist es auch das Mittel bei Nymphomanie (Frauen mit überstarkem Geschlechtstrieb in Bezug auf Männer) und Satyriasis (das maskuline Pendant zur Nymphomanie), aber auch bei der Homosexualität beiderlei Geschlechts.

Ebenso bei Menschen, die sich in hohen spirituellen Ebenen bewegen, ist Lachesis angezeigt. Manchmal entwickelt sich ein tiefer Glaube, mit Gott in enger Verbindung zu stehen, und er mündet in eine Engstirnigkeit, die zu dogmatischen und bigotten

Lebensauffassungen führt, von denen dann die eigene Umgebung terrorisiert wird.

Auch Zeitgenossen, die vom eingefleischten Suchtmenschen ins krasse Gegenteil mutieren (vom Kettenraucher zum militanten Nichtraucher etwa), ohne die Option des »goldenen Mittelwegs« je in Betracht gezogen zu haben, gehören zum Typenbild von Lachesis. Solche Kategorisierer, die bekehren wollen, ohne andere Meinungen jemals gelten zu lassen. Lachesis ist auch bei der »Midlife-Crisis« ein ideales Mittel für Mann und Frau.

Eine Verschlechterung tritt ein nach dem Schlaf, im Frühling, im warmen Bad, bei Enge, Druck, nach heißen Getränken und Alkohol. Die Besserung erfolgt durch Kaffee, Obst und kalte Fruchtsäfte, wie gesagt durch Absonderungen wie die Menses, aber auch die laufende Nase.

Vor allem ist diese Kur anzuraten in den folgenden Fällen:

- große »Redelust«,
- Traurigkeit am Morgen,
- kein Verlangen, sich mit der Welt abzugeben,
- wenn geistige Arbeit am besten nachts gelingt,
- Trigeminusneuralgie links,
- starkes Verlangen nach Alkohol,
- aufgedunsenes Gesicht,
- wenn der Leberbereich empfindlich ist,
- übelriechender Stuhl,
- häufig auftretende Verstopfung,
- überstarke sexuelle Erregung bei Mann und Frau,
- eiskalte Füße,
- wenn man keinerlei Druck am Hals vertragen kann (enger Hemd- oder Blusenkragen).

Diese Mitteltypologie ist etwas stärker in Richtung der weiblichen Existenzen zu finden, aber auch Männer können durchaus bei Lachesis aufzufinden sein, wie folgender Fall beweist.

Ein junger Mann, achtzehn Jahre alt, kam eines Tages zu mir in die Praxis. Er erzählte mir, sein Vater erwarte von ihm, dass er jetzt so langsam in das Geschäft einsteigen sollte, weil dieser es ihm in ein paar Jahren übergeben wollte. Nun, das Problem war, dass von dem Sohn als Juniorchef einer der größten Baustofffirmen des Landes erwartet wurde, in Anzug und Krawatte im Büro zu erscheinen.

»Da genau liegt das Problem«, fuhr er fort, »ich kann nichts Enges um meinen Hals tragen, ich hab das Gefühl zu ersticken.«

Nun, das Gefühl zu ersticken allein besagte erst einmal nichts in Richtung Lachesis. Es gibt genügend andere Mittel, die hier passen können. Er hatte seit Jahren Verstopfung. Sicherlich wieder ein Mosaiksteinchen, aber mir war es noch nicht genug. Ich überantwortete ihn erst einmal meiner Frau, die bei ihm eine Darmsanierung durchführen sollte. Allein schon die jahrelange Problematik des unregelmäßigen Stuhlgangs hatte mit Sicherheit Gifte aufgestaut, deren Beseitigung oberste Priorität hatte.

Nun, was soll ich sagen? Der Ort, an dem eine Darmsanierung stattfindet, ist ein idealer Ort für eine Psychotherapie, sagt meine erfahrene Frau immer wieder, und ich gebe ihr unbedingt recht. Mit dem Spekulum im Po kann schließlich kein Patient davonlaufen; und glauben Sie mir, fast jeder redet in diesem Zustand während der Darmsäuberung viel und gern. Und vieles ist dabei, hinter das man bei den ausgefeiltesten »Verhörmethoden« nicht kommt, so war es also auch hier. Denn eigentlich liebte der junge Mann seinen Vater, aber auf der anderen Seite hasste er ihn, weil er immer das Gefühl hatte, sich mit ihm messen zu müssen. Auch wollte er seiner Schwester gefallen, die er abgöttisch liebte – platonisch, aber eben mehr als »normal«. Sie war nur ein

Jahr jünger als er, und mit ihr diskutierte er oft lange bis in die Nacht hinein.

Eigentlich passte jetzt alles zusammen. Die Symptome entsprachen allesamt haargenau Lachesis. Nur die Dosis war noch nicht klar. Ich begann mit einer niedrigeren Dosis, um mir das Spektrum nach oben hin offenzuhalten, ich verordnete Lachesis D12. Eine gute Wahl, wie sich zeigen sollte, denn er reagierte auf das Mittel, das er 3-mal täglich einnehmen sollte, indem er das erste Mal in seinem Leben das Gefühl hatte, seinen Vater besser zu verstehen. Und auf der anderen Seite fühlte er sich seit Einnahme des Medikaments noch mehr zu seiner Schwester hingezogen.

Homöopathika, vor allem die sogenannten Hochpotenzen, haben manchmal die Eigenart, Stärken oder Schwächen zu intensivieren oder abzuschwächen. Dem kann man durch eine Veränderung der Dosierung entgegenwirken, auch dann, wenn irgendetwas vollkommen Ungewolltes geschieht. Nun, da das Mittel zum einen, was den Vater betraf, in die richtige Richtung zu laufen schien, allerdings was die Schwester betraf, nicht so ganz, sollte er 14 Tage lang mit der Einnahme von Lachesis aufhören und danach noch eine einmalige Dosis von Lachesis D30, 5 Globuli, zu sich nehmen.

Alles verlief nach Plan: Der Kragen und die Krawatte störten nicht mehr, er liebte seine Schwester (so wie es unter Geschwistern sein sollte – sein Ausspruch), und das Wichtigste: Er kam bestens mit seinem Vater zurecht. Auch ansonsten zerrten keine Kräfte in ihm mehr gegeneinander. »Der Teufel in ihm hatte aufgehört, gegen den Engel zu kämpfen.«

# VIII. Pulsatilla

**Küchenschelle – das »kleine, dickliche, weinerliche Kind«**
*Basistherapie:* Vorschlag: A, B oder D
*Leitmedikament:* Pulsatilla D6, 3-mal täglich 10 Globuli ½ Stunde vor den Mahlzeiten
*Begleittherapievorschlag:* 2 a im Wechsel mit 2 b, 3 b, 4, 8 i, 9 b, 10, 11

Vom ersten Augenblick an fühlt man sich in der Gesellschaft von Pulsatilla wohl. »Sie« hat ein gewinnendes Wesen genauso wie der männliche Teil, auch wenn »er« innerhalb dieses Mittelbilds eine stark untergeordnete Rolle spielt. Pulsatilla passt vor allem auf Frauen, die lieben und geben. Auch folgsame Kinder, die Anerkennung und Zuneigung suchen, trifft man häufig unter diesem Typus an.

Allerlei Naschwerk, das sie ständig begleitet, setzt sich bei Pulsatilla schon als Kind in reichliche Pfunde um. Sie verabscheut Streit und ist extrem harmoniebedürftig. Sie verzeiht schnell, ist leicht versöhnlich und unternimmt alle möglichen Anstrengungen, um gegebenenfalls ein gutes Klima herzustellen.

Pulsatilla ist niemals verbittert. Sie verbindet Liebenswürdigkeit mit Stärke. Ihre Hartnäckigkeit und Ausdauer bringt sie fast immer zum Ziel. Dazu setzt sie schon des Öfteren mal Tränen ein. Insgesamt hat Pulsatilla »nah am Wasser gebaut«.

Als Kind hing sie fest am Rockzipfel der Mutter. War diese außerhalb der Sicht- und Reichweite, begann das große Wimmern. In der Weigerung, erwachsen zu werden, legt sich Pulsatilla einen Wust an Problemen und Beschwerden zu.

Eine Verschlechterung tritt ein durch Hitze, reichhaltige, fette Nahrung, nach dem Essen, im warmen Zimmer und abends. Eine Besserung ergibt sich im Freien, bei Bewegung, bei kalten

Anwendungen (Wickeln, Güssen, Duschen), kalter Nahrung und kühlen Getränken.

Vor allem ist diese Kur anzuraten in den folgenden Fällen:

- krankhafte Furcht vor dem anderen Geschlecht,
- wenn man leicht weint,
- stark emotional ist,
- Dunkelheit und Geister fürchtet,
- ein Stimmungsspektrum wie beim Wetter des Monats April,
- unruhiger Schlaf (schläft mit den Armen über dem Kopf),
- ständige Schmerzen im Oberbauch,
- Brennen in der Harnröhre während und nach dem Wasser-lassen,
- wenn äußere Hitze unerträglich ist und man deswegen eine starke Abneigung hat, in die Sauna zu gehen,
- häufige Übelkeit, Appetitlosigkeit, Kopfschmerz und Durch-fall.

Eine Mutter kam mit einem kleinen, wohlgenährten Mädchen, das nur weinte und über Kopfschmerzen klagte. Selten bekommt man solch eindeutige Arzneimittelbilder. Hier stellte ich auf Pulsatilla gerichtet noch ein paar Fragen, aber alles zielte auf dieses Mittel hin. Ich verordnete dem Kind die ersten Wochen 3-mal 10 Globuli D6 täglich, woraufhin sich die Kopfschmerzen besserten, aber noch nicht ganz verschwanden. Nach einer Erhöhung der Potenzierung auf D30 1-mal wöchentlich gingen die Kopfschmerzen dann nach 5 Wochen ganz zurück und traten nicht mehr auf. Das Kind war wie ausgewechselt.

# IX. Phosphorus

**Phosphor – »himmelhoch jauchzend, zu Tode betrübt«**
*Basistherapievorschlag:* jährliches Fasten im Frühling unter Begleitung und A das gesamte Jahr über, Leitmedikament und Begleittherapien über 3 Monate
*Leitmedikament:* Phosphorus D8, 3-mal 10 Globuli ½ Stunde vor dem Essen
*Begleittherapievorschlag:* 1, 2 e, 3 b, 5 a, 11, 12 (bei Gallenproblemen)

Der Phosphortypus geht spät zu Bett und wacht morgens geschwächt auf. Er ist meistens groß und schlank. Oft machen ihm plötzlich auftretende Probleme der Gelenke zu schaffen. Hat Phosphor Wunden, so bluten sie stark. Abends fröstelt er leicht. Häufig wird er von einem ständigen Kältegefühl an den Beinen begleitet, manchmal mit, manchmal auch ohne schneidende Schmerzen.
Phosphor ist durch wilde Leidenschaften mit außerordentlich starkem Geschlechtstrieb bestimmt. Das Stimmungsbild »himmelhoch jauchzend, zu Tode betrübt« bestimmt den Lebensablauf dieses Arzneimittelbildes.
Phosphor ist Experte darin, andere Leute dazu zu bringen, dass sie sich um ihn kümmern. Er ist unsicher der eigenen Identität gegenüber. Als »Schauspieler des Lebens« achtet der Phosphortypus – ob Mann oder Frau – sehr auf sein Äußeres.
Solange man gewillt ist, nach seiner Pfeife zu tanzen, ist alles in Ordnung. Tritt man allerdings aus der Reihe, wird Phosphor streitsüchtig, zänkisch, launisch, intrigant und schreckt noch nicht einmal vor übler Nachrede zurück. Besonders neigt er dazu, jeden zu beschuldigen, in dessen Schuld eigentlich *er* steht. Es mangelt an Selbstdisziplin, Phantasie wird mit Realität vermischt.

Die Symptome verschlechtern sich beim Liegen auf der linken Seite, in kalten Zimmern, bei Anstrengung, beim Treppensteigen und bei Gewitter. Eine Besserung tritt ein in der Dunkelheit, im Freien, nach kalter Nahrung und beim Schlaf.

Vor allem ist diese Kur anzuraten in den folgenden Fällen:

- bei großen, schlanken Menschen,
- beim sogenannten »Hansdampf in allen Gassen«,
- wenn eine Neigung zu Entzündungen und Blutungen besteht,
- Wunden stark bluten,
- plötzlich auftretende Beschwerden,
- wenn die Gelenke unvermittelt nachgeben,
- schlimme gesundheitliche Folgen nach einer Narkose,
- wenn man spät einschläft und geschwächt aufwacht,
- am Abend fröstelt und
- schneidende, scharfe Schmerzen empfindet.

Eine Patientin, die als manisch-depressiv galt (bipolare Störung), kam nach einer etwa dreijährigen Odyssee zu verschiedenen Ärzten, darunter auch Psychologen und Psychiater, in meine Praxis, um sich eine Darmsanierung verabreichen zu lassen, von der ihr eine ehemalige Patientin mit all ihrer positiven Wirkung berichtet hatte. »Auch deine *Psyche* wird sich bessern«, hatte sie ihr versprochen, und meistens ist es auch tatsächlich so, dass mit der Beseitigung körperlicher Gifte (wir sprachen schon davon) auch seelische Belastungen leichter werden oder manchmal auch verschwinden. Also begannen wir mit der Darmsanierung. Meine Frau erzählte mir einiges von der Patientin, und ich kam zu dem Schluss, dass wir es noch zusätzlich mit der obigen Kur versuchen sollten. Gesagt – getan. Nach Beendigung der Sanierung und der Phosphorkur kam keines ihrer Probleme mehr zum Vorschein.

# X. Lycopodium

**Bärlapp – »Dienst ist Dienst, und Schnaps ist Schnaps«**
*Basistherapievorschlag:* A, C oder D über mindestens 3 Monate
*Leitmedikament:* Lycopodium D12, alle 2 Tage 10 Globuli 1-mal
½ Stunde vor dem Frühstück, und zwar 3 Monate lang
*Begleittherapievorschlag:* 1, 2 a oder b, 4, 5 a, 8 d, 10, 12 (bei Gallenproblemen)

Lycopodium ist ein magerer Typ mit schwachen Muskeln und einem Mangel an Lebenswärme. Er hat ein schlechtes Gedächtnis, ist meist mürrisch, misstrauisch, nimmt seinen Mitmenschen alles übel, ist reizbar, menschenscheu und, wenn sich ihm die Gelegenheit bietet, auch gern mal hinterhältig.

Die Kehrseite der (Lycopodium-)Medaille kann auch gutaussehend und elegant, physisch stark und attraktiv sein. Er hat starke Augenbrauen, und häufig wird man bei ihm einen hervorragenden Intellekt vermuten.

Lycopodium verfügt über eine gute Anpassungsfähigkeit und ist meist freundlich.

Der Mann um die vierzig, fünfzig, der bisher ohne Rücksicht auf Verluste gelebt hat, bekommt langsam Angst vor dem Alter. Bis zu diesem Moment war er stolz darauf, jeden Arzt konsequent gemieden zu haben. Langsam schält sich im Alter der vorher streng unterdrückte Zug der Arroganz immer mehr bei ihm heraus, der seinem hohen Selbstwertgefühl entgegenkommt.

Kein anderes Arzneimittelbild kann Gefühle bzw. Privates so gut vom Beruf trennen wie Lycopodium.

Lycopodium ist das Mittel bei rechtsseitigen Beschwerden und bei älterem, auch verlebterem Aussehen bei Mann und Frau im zweiten Lebensdrittel.

Eine Verschlechterung seiner Symptome tritt ein durch kalte, eine Besserung durch warme Getränke. In der Basistherapie sollte es nichts Kaltes geben – ausschließlich warme oder heiße Flüssigkeiten. Viele Suppen, Fleisch, wärmende Gewürze wie Knoblauch, Zwiebeln, Zimt, Muskatnuss, Kurkuma, Curry, Chili, Pfeffer, Paprika. Kein Salz! Außerdem warme oder heiße Bäder, Saunagänge, wenn kreislaufmäßig nichts dagegenspricht. Nur warme bis heiße Duschen. Massagen.

Vor allem ist diese Kur anzuraten in den folgenden Fällen:

- wenn die Beschwerden meist auf der rechten Körperseite auftreten,
- schwere Verdauungsstörungen wie chronische Verstopfung und Koliken,
- starke Leberfunktionsstörungen,
- allmähliche chronische Krankheitsentwicklung,
- schlechte Ernährungsgewohnheiten,
- bei intelligenten Menschen,
- wenn die Muskulatur schwach ist,
- Schwäche in den Morgenstunden,
- Bauchwassersucht,
- wenn eine Empfindlichkeit gegenüber Geräuschen und Gerüchen besteht,
- mangelnde Unternehmungslust,
- graugelbe Gesichtsfarbe,
- Mundgeruch.

Eines Tages betrat ein älterer Mann meine Praxis. Er war Rentner, seine Frau war verstorben, und er hatte auch sonst keine Familie mehr.

Wir kannten uns nur flüchtig von der Hafenpromenade. Wir winkten uns immer kurz zu, wenn wir uns trafen, mehr Kontakt

aber hatten wir nicht bis zu diesem Zeitpunkt, als wir uns gegen-
übersaßen.

Er erzählte mir ein wenig aus seinem Leben, und ich hörte einfach zu. Es schien ihm gutzutun, mal wieder was von sich erzählen zu können. Irgendwann begann er dann von seinen Beschwerden zu sprechen. Vieles schien selbsterworben zu sein,
und ich konzentrierte mich auf die Möglichkeit einer Darmsanierung, nahm aber Abstand davon, als ich merkte, dass ich dabei Gefahr lief, ihn in eine Schublade zu stecken. Ich begann
also, gezielt Fragen zu stellen. Sein Aussehen entsprach seinem
Alter, aber bei der ausschließlichen Rechtsseitigkeit seiner Beschwerden und der Art der früheren Krankheiten fiel es mir wie
Schuppen von den Augen: Lycopodium! Erst jetzt bemerkte ich
die graugelbe Gesichtsfarbe meines Gegenübers. (Manchmal
sollte man seinen Patienten eben etwas intensiver begutach-
ten …) Ich bat ihn, mich anzuhauchen.

»Ich habe nichts getrunken, wenn Sie das meinen.« Er schloss die
Hand, führte sie zum Mund und neigte dabei den Kopf in den
Nacken.

»Nein, das ist es nicht«, dabei lächelte ich ihn kurz an. »Unter
dem Pfefferminzgeruch verbirgt sich noch etwas anderes.«

»Mein Mundgeruch.« Er blickte an sich herunter, als hätte er
damit viele Probleme gehabt. »Ja, der machte mir lange Probleme, jetzt helfen die mir. Er zog eine Packung Pfefferminzdrops
aus seiner Manteltasche, aber für mich war die Sache klar: Lycopodium.

Ich gab ihm eine D30-Potenz und riet ihm, wöchentlich für
2 Monate jeweils 1-mal eine Dosis zu wiederholen. Falls sich etwas zum Schlechten entwickle, sollte er anrufen oder kurz das
Medikament für 1 bis 2 Wochen aussetzen.

Ich traf ihn etwa einen Monat später wieder an der Hafenpromenade. Er winkte mir von einer Parkbank aus zu, und ich ging zu

ihm hinüber. Dann erzählte er mir von einem kurzen, heftigen Aufflackern aller Symptome, die sich langsam, wie er sagte, verabschiedeten – und tatsächlich, als er das nächste Mal, nicht ganz vier Wochen später, wieder bei mir erschien, saß ein anderer Mensch vor mir.

»So einfach kann's gehen?«

Ich nickte: »Manchmal ja. Es kommt halt auf die Beobachtung an.«

## XI. Arsenicum album

### Arsen – »Spaß bis zum Gehtnichtmehr«

*Basistherapievorschlag:* A, B, C oder D über mindestens 6 Monate
*Leitmedikament:* Arsenicum album D30, 1-mal pro Woche 10 Globuli
*Begleittherapievorschläge:* 1, 2 a im Wechsel mit b, 3 b, 4, 7, 8 a und i, 10, 11, 12 (bei Gallenproblemen)

Arsenicum album (Variante 1) ist der typische Vertreter einer aristokratischen Linie, was das Aussehen betrifft. Was sein Leben anbelangt, so ist der Typus maßlos in allem. »Grenzen sind dazu da, überschritten zu werden«, könnte sein zweiter Wahlspruch lauten (siehe oben). Arsenicum album ist äußerst empfindlich gegenüber jedweder Störung in seiner direkten Umgebung.

Das Arzneimittel hat allerdings die Eigenart, sich in drei Varianten zu zeigen: Das soeben skizzierte »Vollblut« wird dabei noch von dem »Ackergaul« (Variante 2 ) und der »alten Mähre« (Variante 3) ergänzt. Die Ackergaulvariante ist eher das genaue Gegenteil des aristokratischen Typus und erinnert an das Klischee eines kanadischen Holzfällers mit all den Eigenschaften, die man damit verbindet. Zu den beiden Extremen gesellt sich dann noch besagter Klepper, der – weiterhin bildlich gesprochen – mit hängendem Kopf gebeugt von der Last des Lebens daherkommt: Die Nase trieft, die Augen tränen, der Atem wird keuchend ausgestoßen, und nur die Zeitpunkte, in denen es etwas zu fressen gibt, helfen ihm über die bestehende Situation hinweg.

Alle drei Typologien werden von Ängsten begleitet, begründet oder nicht, lassen wir dahingestellt. Arsenicum album ist stetig um seine Gesundheit besorgt. Er führt sein Leben lang einen nie endenwollenden Kampf gegen Bakterien und Viren, sei es in seinem Umfeld oder in seinem Inneren. Er ist auch der Erste, der vor einer Arztpraxis ansteht, um sich gegen jedwede Unbill impfen zu lassen: durch und durch ein klassischer Hypochonder.

Eine Verschlechterung der Symptome tritt ein durch feuchtes Wetter, nach Mitternacht, durch Kälte, kalte Getränke oder kühle Nahrung. Besserung wird erreicht durch Wärme sowie durch warme Getränke und Speisen.

Vor allem ist diese Kur anzuraten in den folgenden Fällen (bei allen drei Typen):

- vergrößerte Leber,
- schwere Erkrankungen,
- Alkoholsucht,
- Folgen verdorbener Nahrung,
- jährlich wiederkehrende Beschwerden,
- schlechte Ernährung,
- wenn Knochen, Muskeln und Organe degenerativ verändert sind,
- ständiger Gewichtsverlust,
- wenn die Lebenskraft abhandengekommen ist,
- große Angst und Unruhe,
- Angst vor dem Tod und davor, allein gelassen zu werden,

– Selbstmordtendenzen,
– Empfindlichkeit gegenüber Unordnung,
– bei starkem Verlangen nach Saurem und Kaffee und
– wenn der Schlaf unruhig, gestört ist.


Um das Motto dieses Mittels zu verdeutlichen, will ich einen kurzen Abstecher in die Geschichte machen. Napoleon Bonaparte verstarb angeblich auf der Insel St. Helena an einer Arsenvergiftung. Dabei hat man durch die Untersuchung seiner Haarproben (auch aus der Jugend) in einem speziellen Kernreaktor in Pavia festgestellt, dass schon in seiner Kindheit im hohen Maße Arsen vorhanden war. Eine aktive Vergiftung wird somit nicht in Frage kommen. Es wird auch behauptet, er sei an einem Magenproblem verstorben. Nun – eine schleichende Arsenvergiftung über Jahre hat Geschwüre aller Art zur Folge. Woher kam aber so viel Arsen in seinen Körper?

Arsen wurde gerade zu Napoleons Zeit als »Fowlersche Lösung« bekannt. Sie war eine Mischung aus Kaliumarsenit und Lavendelwasser, und man sagte dieser Lösung Wundereigenschaften gegen Krankheiten nach. Aber mehr noch als alles andere dachte man damals, damit *das* Aphrodisiakum überhaupt gefunden zu haben. Was läge also näher, als dass der oberste »Potentat« seinen Titel mit Unterstützung der Chemie auch beweisen wollte?

Ob damals oder heute, man muss immer wieder feststellen, dass die Gesundheit manchmal zweitrangig wird, wenn es nicht so klappt, wie man(n) oder auch frau es gern hätte, und dass man immer noch mehr vom Guten will. »Nebenwirkungen« wie Todesfälle hatten und haben wohl keine ausreichend abschreckende Wirkung. Bis in die sechziger Jahre hinein gab man an Psoriasis (Schuppenflechte) Erkrankten Arsenpräparate.

Vielleicht gehört der »große Korse« aber auch nur zu den Arsenikessern, die sich so lange an das Mehrfache einer gewöhnlich akut tödlichen Dosis von Arsenik herantasteten, um sich gegen den damals so weit verbreiteten unseligen Brauch des Giftanschlags zu wappnen.

# XII. Sepia

**Tintenbeutel des Tintenfischs – ein Universalmittel, auch für »Zu kurz Gekommene«**

*Basistherapievorschlag:* A, C oder D

*Leitmedikament:* Sepia D200, 1-mal 10 Globuli am Anfang der Kur

*Begleittherapievorschlag:* 1, 7, Hyperforat (wichtig: Tropfen für mindestens ein Jahr einnehmen), 8 i, 9 b, 10, 11; zusätzlich »Mutaflor stark« nach Vorschrift, Laktobakterien säureresistent, für mindestens 6 Monate, Ingwertee täglich ½ Liter über den Tag verteilt trinken; die ersten 6 Wochen lang nur alles warm zu sich nehmen, nichts aus dem Kühlschrank, ab und an einen »Apfelkurtag« mit geriebenen Äpfeln einlegen, wenn die Verdauung mal wieder zu flott wird

Sepia ist das Mittel für Frauen, die mit ihrer Situation unzufrieden sind und düster in die Zukunft blicken, aber ebenso lässt es sich auf Männer und Kinder anwenden, die ähnliche Tendenzen aufweisen: Erschöpft und überlastet, emotional ausgelaugt, erwarten sie eine schwarze und düstere Zukunft. Für Sepia ist Liebe Verantwortung oder sogar Last. Sepia ist aber ebenso pflichtbewusst wie stark.

Ein starkes Zeichen für den Typus ist das Gefühl von körperlicher, geistiger und seelischer Disharmonie. Das Empfinden, in sich zu ruhen, scheint völlig abhandengekommen zu sein, ebenso glaubt Sepia auf energetischer Reserve zu laufen. Emotional lässt er keinen Tiefgang zu, sogar beim Tod eines nahen Verwandten merkt man diesem Typus kaum Regungen an.

Gerüche, Geräusche, Licht können ihn reizbar und aggressiv machen. Sepia ist allerdings zuverlässig, verantwortungsbewusst und integer; man weiß halt stets, woran man bei ihm ist.

Als Ehefrau oder -mann ist Sepia häufig unzufrieden und nörglerisch. Vor allem passt das Mittel für Menschen mit Frustrationen, weil sie bestimmte Ziele im Leben nicht erreicht oder das Gefühl haben, zu kurz gekommen zu sein.

Sepia teilt sich wichtige »Negativ«eigenschaften mit vielen anderen Mitteln und ist daher bekannt als Universalmittel.

Eine Verschlechterung der Symptome bewirken bestimmte Gerüche, Geräusche und Licht. Gewitter lassen den Typus erstaunlicherweise aufleben.

Vor allem ist diese Kur anzuraten in den folgenden Fällen:

— wenn die Betreffenden alles in düsteren Farben sehen,
— wenn sie vorzeitig ergrauen,
— Ekzeme, die überall auftreten können,
— wenn man anderen stets seine Meinung auf den Kopf zusagt,
— allerlei Verdauungsbeschwerden.


Eines Tages konsultierte mich eine Frau in mittleren Jahren, die mir offenbarte, sie habe nichts anderes zu tun, als die Wäsche in ihrer »Männerwirtschaft« zu waschen (sie war Ehefrau und Mutter zweier Söhne).

»Das Leben rauscht an mir vorbei, und ich kann kein Licht am Ende des Tunnels erkennen«, sprach sie voller Resignation.

»Und wie sehen Sie die Zukunft?«, fragte ich.

»Schwarz, alles in Schwarz!«, lautete ihre Antwort.

Ich bekam die Vorstellung von Sepia, was auch nicht allzu schwer war, da Sepia als Hauptmerkmal eben das »Schwarzsehen« hatte.

Nach ein paar Zusatzfragen war ich mir sicher, und ich gab ihr 10 Globuli Sepia D200. Ich bat sie, mich eine Woche später – oder auch, wenn etwas Außergewöhnliches passieren würde – zu informieren.

Zum verabredeten Zeitpunkt rief sie mich an und erzählte mir, wie gut sie sich fühlte und dass sie keine weitere Behandlung mehr bräuchte. Ich bat sie, nur aus Sicherheitsgründen (vielleicht auch aus Neugierde), doch noch mal kurz vorbeizuschauen, um »Guten Tag« zu sagen. In meiner Karteikarte steht noch heute: »Frau B. (Ulknudel), 16. 4. Abschlussbesprechung, strotzt vor Lebensfreude, hat verrückte, aber liebe Zukunftsgedanken, tanzt mit mir durch die Praxis, schwebt den Ausgang hinaus und wirft Therapeuten und Patienten Kusshände zu. Schallendes Gelächter.«

Natürlich hat so etwas normalerweise nichts in einer Karteikarte zu suchen, aber ich habe es mir so notiert. Was ich damit dokumentieren wollte, ist die verblüffende, schnelle und unkomplizierte Heilung, wie sie fast nur über die Homöopathie zu erreichen ist. Und sie kostet lediglich einen Bruchteil von dem, was eine allgemeine oder eine psychologische Therapie kostet, den zeitlichen und sonstigen Aufwand nicht mitberechnet. Genau betrachtet ist es doch die Therapie für heute, morgen und für übermorgen, oder? Bezahlbar, einfach, wirkungsvoll, nebenwirkungsfrei.

# Die zwölf Begleittherapien

Im Folgenden besprechen wir nun die empfohlenen Begleittherapien zur weiteren Unterstützung, deren Nummerierung Sie auch bei den typenbezogenen Homöopathika I bis XII finden. Während die bisher beschriebenen Maßnahmen für den gewünschten Erfolg »obligatorisch« sind, können Sie diese optional einsetzen.

## 1. Leberschutz mit Mariendisteltee oder Legalon

Der Wirkstoff der Mariendistel sorgt nachhaltig dafür, dass schlechte Leberwerte verbessert und die Entgiftung der Leber wieder vorangetrieben wird. Diese außergewöhnliche Heilpflanze unterstützt die Lebergesundheit, indem sie das Ausschleusen der in der Leber angesammelten Toxine beschleunigt und die Leberzellen weitestgehend vor Giften schützt. Außerdem regt der in der Mariendistel enthaltene Wirkstoff Silymarin das gesunde Wachstum der Leberzellen an. So wird die Regenerationsfähigkeit des Entgiftungsorgans gefördert.
Besorgen Sie sich aus der Apotheke einen Lebertee mit den Früchten der Mariendistel als Hauptanteil oder das Fertigpräparat Legalon. Sie können sich auch nur die Früchte der Mariendistel besorgen.
*Dauer der Einnahme:* 3-mal 1 Kapsel Legalon über die erste Leberreinigung hinweg für 6 Monate. Bei Wiederholung jeweils 2 bis 3 Monate.
*Zubereitung des Tees:* 1 Teelöffel der Früchte heiß übergießen. 10 bis 15 Minuten ziehen lassen, 3-mal täglich heiß trinken.

## 2. Spezielle Leber-Gallen-Tees

### a) Zur allgemeinen Leberunterstützung I

*20 g Benediktenkraut*
*20 g Wermut*
*20 g Pfefferminze*
*20 g Mariendistel*
*20 g Löwenzahn*

1 Teelöffel dieser Mischung auf 1 Tasse mit kochendem Wasser übergießen, 20 Minuten ziehen lassen, 3 Tassen am Tag für die Dauer von 1 Monat trinken.

### b) Zur allgemeinen Leberunterstützung II

*20 g Bibernelle*
*10 g Tausendgüldenkraut*
*10 g Schöllkraut*
*20 g Blutwurz*
*20 g Berberitze*
*20 g Wermut*

Zubereitung wie a.

### c) Bei Leberentzündung (mit leicht abführender Wirkung)

*25 g Faulbaumrinde*
*25 g Süßholz*
*25 g Quecke*
*25 g Artischocke*

Zubereitung wie a.

## d) Bei Leberentzündung

*40 g Ackerschachtelhalm*
*30 g Weißdorn*
*30 g Hirtentäschelkraut*

Zubereitung wie a.

## e) Zusätzlicher Tee bei Gallenleiden

*30 g Löwenzahnkraut*
*30 g Artischockenblätter*
*20 g Schafgarbenkraut*
*20 g Pfefferminzblätter*

1 Esslöffel dieser Mischung pro Tasse mit heißem Wasser über-
brühen, 5 Minuten ziehen lassen. 3 Tassen täglich davon trinken.

## 3. Unterstützung durch Basensalze, Enzyme oder Heilerde

## a) Präparat zum Säureabbau

Verwenden Sie das Basica-Fertigpräparat zum Säureabbau (durch
basische Mineralstoffe) oder eine entsprechende Spezialmi-
schung, die der Apotheker selbst zusammenstellt. Die Möglichkeit, Basenpulver und Salze einzusetzen, sollte wie gesagt nur in
Fällen mit Säureproblemen erwogen werden. Natürlicher, eleganter und gesünder ist es, den pH-Wert über die Wahl der Nahrung zu regulieren.

## b) Enzyme

Nehmen Sie 3-mal 2 Dragees Wobenzym oder ein Vergleichs-
produkt zur Unterstützung der Immunbalance über mindestens
4 Wochen ein.

## c) Heilerde

Geben Sie 4 Wochen lang das Pulver (zum Beispiel Luvos-Heil-
erde) nach Packungsanleitung in ein Glas Wasser, Mineralwasser
oder Tee. Einrühren und in kleinen Schlucken zügig trinken. Die
Einnahme sollte morgens nüchtern und abends vor dem Schlafengehen sowie bei Bedarf jeweils ½ Stunde vor oder nach dem
Essen erfolgen.

# 4. Ingwer

Ingwer (Zingiber officinale) ist nicht nur gut für die Leber – es
schützt die Leberzellen –, sondern überhaupt eines der wertvollsten »Medikamente«. Auf jeden Fall gilt er als »heilbringender
Tausendsassa« bei vielen Erkrankungen. Frischer Ingwer enthält
fast 500 verschiedene wertvolle Nähr- und Inhaltsstoffe in opti-
maler Kombination. Damit ist er den meisten pflanzlichen wie
synthetischen Allzweckmitteln haushoch überlegen.

Ingwer kann über das Essen gerieben, mit gekochtem Wasser
übergossen, als Tee 20 Minuten ziehen gelassen, mit lauwarmem
Wasser und Zitrone – gesüßt mit Honig, Ahornsirup, Birnen-
dicksaft oder Stevia – getrunken werden.

Auch als zusätzliches Entschlackungsmittel über Darm, Nieren
und über die Haut ist Ingwer sehr geeignet, kurz: eines der Haus-
und Heilmittel, das in keiner Küche und Hausapotheke fehlen

darf und dessen Einsatz man zuallererst in folgenden Fällen erwägen sollte:

– Verdauungs- (Dyspepsie) und Magenbeschwerden,
– Appetitlosigkeit (zur Anregung der Verdauungssäfte),
– Cholesterinämie (wegen seiner cholesterinspiegelsenkenden Wirkung),
– Durchfall, Blähungen, Koliken, Verstopfung,
– zur Verhinderung von Übelkeit und Erbrechen,
– zur Steigerung der Gallensaftproduktion,
– zur Förderung der Speichel- und Magensaftsekretion,
– zur Krebsvorbeugung, vor allem gegen Dickdarmkrebs,
– wegen seiner entzündungshemmenden Eigenschaften,
– Arteriosklerose,
– Übergewicht,
– zur Vorbeugung der Reisekrankheit,
– Rheuma und Muskelschmerzen,
– postoperativer Übelkeit,
– als »Anti-Aging«-Mittel,
– als hervorragendes Lungenmittel,
– zur Steigerung der Kontraktionskraft des Herzmuskels.

## 5. Verdauungsregulation

### a) Verdauungsförderung

Zur Förderung bei langsamer oder schlechter Verdauung empfehlen sich die folgenden Maßnahmen:

– *Lactulose* ist Nahrung für Ihre gesundheitsfördernden Darmbakterien und unterstützt damit die Abwehr des Körpers und die Ausscheidung über den Darm. Das Mittel reguliert den Darm und die Bakterien und verhindert damit eine vermehrte Giftstoffübergabe an das Blut und damit natürlich auch an die Leber, es fördert also die Verdauung. Während des »Kurens« sollten Sie täglich mindestens eine Ration, am besten kurz nach der Bittersalzeinnahme (siehe unten), zu sich nehmen, was den zusätzlichen Vorteil hat, den Bittersalzgeschmack aus Ihrem Mund zu vertreiben. Glauben Sie mir: Sie werden Ihre Lactulose zu schätzen wissen (apropos: Lactulose ist nicht gleich Lactose). Lactulosesirup in Beutelchen sind konzentrierte Ballaststoffe, von denen sich auch unsere lebenswichtigen Darmbakterien sehr gern ernähren.

– *Bittersalz (Magnesiumsulfat MgSO4):* 1 TL der kristallinen Substanz in ein Glas Wasser am Abend ansetzen, auflösen und morgens am besten in einem Zug austrinken *(maximal für 1 Woche!).* Für die, die den Geschmack nicht mögen, sei gesagt, dass die Nase zuzuhalten meistens über den Geschmack ein bisschen hinweghilft. Achtung, kann innerhalb kurzer Zeit stark abführend wirken.

– Bei schweren Fällen von Verstopfung mit *Colon-Hydro-Therapie,* eventuell noch mit einer Stuhluntersuchung (zum Beispiel von L+S, Bad Bocklet) und einer anschließenden Symbioselenkung kombiniert durchführen.


## b) Verdauungs»bremse«

Bei Durchfall, flüssigem oder breiigem Stuhl sollten Sie nachstehend beschriebene Maßnahmen ergreifen:

– *Apfelkur:* Auf einer Reibe aus Glas oder Plastik werden 3 Pfund rohe, ungeschälte, aber reife Äpfel ohne Kerngehäuse gerieben. Braun werden lassen und über den Tag verteilt essen. Medikamente, Speisen oder Getränke dürfen während der Kur nicht eingenommen werden. Meist genügt es, die Therapie über 3 bis 4 Tage einzuhalten.

— Wenn Sie die Apfelkur nicht durchführen können, probieren Sie doch mal *Schwarztee mit Salz* (allerdings nur bei einer kurzfristig auftretenden Unpässlichkeit, wenn nichts Chronisches vorliegt): in 1 Tasse Schwarztee ein paar Prisen Salz geben. Mehrfach täglich trinken. (Diese Maßnahme ist allerdings nicht für Kinder geeignet!)

## 6. Zusätzliche Entgiftungskur bei Neigung zu »Süchteleien«

Anstelle des Frühstücks wird 1 Glas reiner, naturtrüber Apfelsaft, der mit dem Saft von ½ Zitrone und 1 Teelöffel Honig gemischt ist, lauwarm und langsam, schluckweise getrunken. Im Lauf des Vormittags isst man 2 rohe Äpfel mit der Schale. Zum Mittagessen trinkt man einen warmen Apfelschalentee mit 2 Teelöffeln Honig. 2 Stunden später isst man wieder 4 ungeschälte rohe Äpfel. Gegen 15.00 und 17.00 Uhr wird jeweils 1 Glas frischer Apfelsaft getrunken. Als Nachtmahl isst man 1 Teller warmes Apfelmus, das mit 3 Teelöffeln Honig und etwas Zimt nach Belieben angereichert worden ist.

Diese zusätzliche Reinigungskur dient nicht nur der Entgiftung des Darms, sie hat auch tiefgreifenden Einfluss auf alle Stoffwechselfunktionen der Leber und des gesamten Organismus.

# 7. Naturheilkundlich-medikamentöse Unterstützung der Psyche

Nehmen Sie Hyperforat-Tropfen nach Vorschrift ein. Das Johanniskrautpräparat hilft bei psychisch-körperlichen Störungen, traurigen Verstimmungszuständen und bei Angst bzw. nervöser Unruhe. Das Mittel darf unter bestimmten Umständen nicht eingenommen werden, zum Beispiel bei bekannter Lichtüberempfindlichkeit, schweren Depressionen und von Kindern unter zwölf Jahren.

# 8. Kräuterbäder und Wickel

Kräuterbäder und Wickel sind wirksam für Körper und Seele, und sie regen den Stoffwechsel an, was jede Maßnahme für die Leber zusätzlich unterstützt. Ob bei Schmerzen, Erkältung oder einfach nur zur Entspannung: Es tut sehr wohl, nach einem langen anstrengenden Tag in eine duftende Badewanne mit warmem Wasser zu gleiten – ganz besonders in der kalten Jahreszeit. Die beste Zeit für ein Bad ist vor dem Schlafengehen, dann wird die Entspannung besonders intensiv sein. Die Wassertemperatur sollte um die Körpertemperatur herum liegen, also circa 37 Grad Celsius. Falls Sie eine eigene spezielle Wohlfühltemperatur haben, kein Problem. Denken Sie bitte nur daran: Die relaxende Wirkung tritt lediglich dann ein, wenn Sie sich wirklich entspannen. Das ist sicherlich nicht unter 30 und über 40 Grad der Fall. Auch die Kräuter können ihre Wirkung besser entfalten, wenn das Bad eher in Richtung 40 als 30 Grad Celsius geht.
Während Ihrer Therapie und auch generell sollten Sie sich in Ihrem eigenen Interesse keinen Extremen aussetzen. Das trifft ebenso zu für die Temperatur der Nahrung und Getränke und

deren Geschmacksrichtungen. Vermeiden Sie es, zu heiß, kalt, scharf, sauer, bitter, süß, salzig zu essen und zu trinken.

Bei Bädern und Wickeln gilt wie überall die Regel: Was für den einen gesund ist, muss es nicht automatisch auch für den anderen sein. Wenn Sie sich also nicht sicher sind, fragen Sie lieber jemanden, der sich in der Materie auskennt.

## a) Lavendelbad

Das Lavendelbad wirkt hauptsächlich durch das ätherische Öl nicht nur allgemein anregend, sondern auch Müdigkeit und Abgeschlagenheit entgegen. Sie brauchen einfach nur eine Handvoll Lavendelblüten ins Vollbad zu geben – oder eine Fertigessenz aus der Apotheke.

## b) Menthol- oder Fichtennadelbad

Nicht nur bei Erkältungen hilft am besten ein wohltuendes Menthol- oder Fichtennadelbad. Das warme Wasser lindert die Gliederschmerzen, und über die Atemwege entfalten ätherische Öle ihre heilsame Wirkung, lösen den Schleim in den Bronchien und fördern die Durchblutung. Das mobilisiert zusätzlich das Immunsystem.

## c) Hopfen-Melisse-Bad

Zur Beruhigung und Entspannung können Sie sich entweder eine Fertigmischung oder je 100 Gramm Hopfen und Melisse besorgen, die Sie beim Einlaufen ins Badewasser geben.

## d) »Schönheitsbad«

Feuchtigkeit und Fett für die trockene Haut liefert das sogenannte Schönheitsbad, das entspannt und dadurch auch die Leber bei
ihrer Arbeit unterstützt.
Für eine Wanne reichen 1, maximal 2 Liter Milch, 5 Teelöffel
Honig und einige Tropfen ätherisches Öl, zum Beispiel Rosenöl.
Ohne Erhitzen mischen und ins Badewasser geben. Mit Rosen-
blüten ist das Bad ein echter Genuss und nebenbei noch ein echter chemiefreier »Schönmacher«.
Aber auch mit anderen Blüten (Orangen, Flieder, Lavendel) werden Sie ein beeindruckendes Badeerlebnis verspüren.

## e) Rosmarin und Wacholder

Gegen Schmerzen und Verspannung helfen Wärme und die
durchblutungsfördernde, anregende Wirkung von Rosmarin
und Wacholderbeeren. Dafür gibt es ganz hervorragende fertige
Produkte, aber selbstverständlich können Sie auch frische Zutaten verwenden.
100 Gramm zerkleinerte Wacholderbeeren in ½ Liter kochendem Wasser 15 Minuten ziehen lassen. Den Sud durch ein Sieb
gießen und die Flüssigkeit ins Badewasser geben. 50 Gramm
Rosmarinnadeln in 1 Liter Wasser aufkochen und den Sud
½ Stunde ziehen lassen, abseihen und ins Badewasser geben.
Die Herstellung ist zwar etwas zeitaufwendig, aber man kann sicher sein, dass keine Konservierungsstoffe enthalten sind, und
man wird sich zudem während der Vorbereitung schon mal seelisch auf das entspannende Bad einstimmen.

## f) Lavendelsäckchen

Lavendel hilft gegen Schlafstörungen und Erschöpfung: einfach die getrockneten Blüten in ein Leinensäckchen geben und in den Wasserstrahl des einlaufenden Badewassers hängen. Eine Handvoll Olivenöl spart anschließendes Eincremen.

## g) Leberwickel

Bei Schlafstörungen kann der Leberstoffwechsel durch einen abendlichen Leberwickel enorm positiv angeregt werden: Ein feuchtheißes kleines Handtuch wird auf die Leberzone gelegt, darauf eine gut warme Wärmflasche und darüber ein trockenes Handtuch. Nach etwa 15 bis 20 Minuten wird die Auflage wieder abgenommen. Es empfiehlt sich, diesen Wickel abends durchzuführen, weil durch den beschleunigten Leberstoffwechsel oft eine große Müdigkeit eintritt. Ebendeshalb hat sich der Leberwickel auch bei Schlafstörungen bewährt.

Es können natürlich in das Tuch Pflanzenauszüge wie Mariendistel, Löwenzahn, Artischockenextrakt usw., die die Wirkung verstärken, mit eingebunden werden. Den Anwendungsmöglichkeiten hierfür sind kaum Grenzen gesetzt. Einzige Bedingung: gute Kenntnis der Wirkung der jeweiligen Essenzen und des Risikos möglicher Unverträglichkeiten.

## h) Leberwickel mit Heublumen

Zur Linderung von allerlei Leber-Gallen-Beschwerden werden 100 Gramm Heublumen 10 Minuten lang wie ein Tee aufgekocht. Hinterher taucht man vor dem Schlafengehen in den von der Wärme her gut erträglichen Absud ein kleines Handtuch ein, wringt es aus und legt es um die Leberzone auf die rechte Seite des Oberbauchs. Darüber wiederum wickelt man sich in ein größeres Tuch. Das Ganze kann vor dem nächtlichen Zubettgehen, aber auch vor dem Mittagsschlaf gemacht werden. Es hilft der Leber mit einer zusätzlichen Entgiftung.

## i) Wechselduschen

Wechseln Sie die Temperatur beim Duschen mehrmals von »kalt« nach »warm« und umgekehrt (immer mit »warm« beenden). Dies fördert die Durchblutung und aktiviert das Immunsystem.

## 9. Entspannung und Bewegung – Yin und Yang

### a) Einfache Entspannungsübungen

Besorgen Sie sich einen Tonträger mit Anleitungen zur »Progressiven Muskelentspannung nach Jacobsen«, erlernen Sie autogenes Training oder nehmen Sie regelmäßig vor dem Schlafengehen ein Bad mit Hopfen, Melisse oder Baldrian.
Essen Sie darüber hinaus regelmäßig abends 1 Esslöffel Sonnenblumenkörner.

### b) Bewegung und Sport

Bewegen Sie sich mindestens 1½ Stunden täglich intensiv, wenn möglich, den größten Teil an frischer Luft. Wichtig ist es, dass Sie gut ins Schwitzen kommen, um auch auf diesem Weg zu »entschlacken«.

# 10. Die Phönix-Entgiftungstherapie

Ich wende seit Jahren begleitend das Phönix-Ausleitungsverfahren mit generell gutem Erfolg zur Entgiftung und Immunsystemstärkung an. Die unten angeführten Präparate sollten Sie sich vor allem bei Verdacht, häufigem Kontakt oder sicherem Befund mit Giften und ganz besonders auch mit Schwermetallen besorgen. Diese Entgiftungstherapie stimuliert nach homöopathischen Grundsätzen die wichtigsten Ausscheidungsorgane und dient somit der Entschlackung, Entgiftung und Aktivierung des Stoffwechsels. Ziel der Maßnahme ist es, Giftstoffe, die sich im Bindegewebe und in den Körperzellen eingelagert haben, schonend über Leber, Niere, Haut und Schleimhaut auszuleiten. Dadurch wird der Stoffaustausch mit der Zelle und somit deren Funktion wieder verbessert.

## Die vier Arzneimittel der Entgiftungstherapie

Dieses Ausleitungsverfahren ist eine Kombination aus vier verschiedenen Arzneimitteln, welche die Ausscheidungsorgane Leber, Niere, Haut und Schleimhaut sowie das Lymphsystem als Transportweg von Schlackenstoffen aktiviert. Die vier Präparate haben jetzt neue Namen. Ich habe die alten Bezeichnungen zuerst genannt, weil danach immer noch gesucht wird. Die neuen Namen stehen jeweils in Klammern dahinter:

1. *Phönix Phönohepan (Phönix Silybum spag.)* bewirkt eine Aktivierung der Stoffwechselprozesse in der Leber durch Entschlackung der Leberzellen und eine Normalisierung der Zusammensetzung des Gallensekrets, um somit eine harmo-

nisierende Wirkung auf die Verdauung auszuüben; zudem hat es einen anregenden Effekt auf die Darmmuskulatur.

2. Durch *Phönix Solidago II-035 B (Phönix Solidago spag.)* werden eine Aktivierung und Verstärkung der Ausscheidung von Stoffwechselschlacken und toxischen Stoffen über die Nieren sowie eine Verbesserung der Durchblutung der Nieren und eine daraus resultierende erhöhte Filtrationsleistung erzielt.

3. Mittels *Phönix Antitox (Phönix Urtica-Arsenicum spag.)* erfolgt die Lösung der im Fett-, Binde- und Nervengewebe eingelagerten Toxine, die hier über Haut und Schleimhaut ausgeschieden werden.

4. *Phönix Lymphophön (Phönix Thuja-Lachesis spag.)* hebt die vitale Lage des Lymphsystems. Dadurch kommt es zu einer Regeneration der lymphspezifischen Immunfunktion und zum verbesserten Transport der Toxine von den Geweben über das Lymphsystem zum Blut und somit zu den eigentlichen Entgiftungs- und Ausscheidungsorganen Leber, Niere, Haut und Schleimhaut.

Es ist sehr wichtig, dass während der gesamten Ausleitungstherapie ausreichend Flüssigkeit aufgenommen wird (zusätzlich zur normalen täglichen Trinkmenge circa 1,5 Liter stilles Mineralwasser oder Tee), damit die gelösten Schlacken- und Giftstoffe über die Ausscheidungsorgane ausgeleitet werden können.

Bei Beginn des Ausleitungsverfahrens kann es zu Entgiftungsreaktionen wie Müdigkeit oder Kopfdruck kommen, die jedoch nicht zum Abbruch der Behandlung führen sollten. Sie sind ein Anzeichen für die Reaktion des Organismus auf die Mobilisierung vorhandener Gift- und Schlackenstoffe. Man sollte dann die Flüssigkeitszufuhr noch verstärken.

Die Entgiftungstherapie kann zweimal im Jahr durchgeführt werden, zum Beispiel jeweils im Frühjahr und im Herbst. Den folgend beschriebenen Zyklus sollten Sie bis zu einer Gesamtdauer von 45 Tagen wiederholen. Verwenden Sie zur Einnahme keine Löffel oder Gefäße aus Metall, sondern aus einem anderen Material. Gehen Sie dann, falls nicht anders verordnet, nach diesem Schema vor:

- *Phönix Phönohepan (Phönix Silybum spag.)* 3 Tage hintereinander 3-mal täglich 60 Tropfen,
- anschließend *Phönix Solidago II-035 B (Phönix Solidago spag.)* 3 Tage hintereinander 3-mal täglich 60 Tropfen,
- dann *Phönix Antitox (Phönix Urtica-Arsenicum spag.)* 3 Tage hintereinander 3-mal täglich 20 Tropfen,
- durchgehend *Phönix Lymphophön (Phönix Thuja-Lachesis spag.)* 3-mal täglich 20 Tropfen.
- Die Einnahme beginnt nun wieder mit *Phönix Phönohepan (Phönix Silybum spag.)* – usw.

Natürlich gilt auch hier die Standardformel »Zu Risiken und Nebenwirkungen fragen Sie Ihren Arzt (respektive Behandler) oder Apotheker« …

## 11. Zusätzliche Leberentgiftung mit Schüßlersalzen

Der homöopathische Arzt und Begründer der »biochemischen Heilweise« Wilhelm Heinrich Schüßler (1821–1898) erarbeitete eine »Essenz« der Homöopathie auf nur zwölf Salze, die später auch »Schüßlersalze« genannt wurden, zur Therapie fast aller Krankheiten.
Die Schüßlersalze werden als sehr »laienfreundlich« bezeichnet,

da sie anders als die Tausende homöopathische Mittel wesentlich überschaubarer und sehr einfach zu handhaben sind.

Schüßler ging davon aus, dass Krankheiten auf der Grundlage gestörter biochemischer Prozesse entstehen, die wiederum den gesamten Stoffwechsel beeinträchtigen. Das Verhältnis von Schüßlersalzen zur Homöopathie entspricht dem der Anzüge »von der Stange« zu den Maßanzügen. Wenn Sie sich zum Beispiel ein wenig mit den weiter oben angeführten homöopathischen Polychresten I bis XII der typenbezogenen Homöopathie beschäftigt haben, wissen Sie sicher, was ich meine.

Wählen Sie anhand der folgend aufgeführten Symptome bzw. Charakteristika eines der drei Schüßlersalze, das am genauesten auf Sie zutrifft. Wenn Sie nicht eindeutig eines auf sich beziehen können, entscheiden Sie sich im Zweifelsfall für dasjenige, welches Ihr Problem am deutlichsten beschreibt, also die meisten und wichtigsten Ihrer Symptome aufzählt. Es reicht, wenn es eher auf Sie zutrifft als die beiden anderen. Dieses Mittel nehmen Sie über einen Zeitraum, den Sie selbst bestimmen können, ich rate Ihnen, 4 Tabletten (Kinder die Hälfte) über den Tag verteilt mindestens für die Dauer von 6 Wochen zu lutschen. Ebenso lange würde ich auch die anderen Maßnahmen zur Immunsystemsteigerung durchführen, sofern nichts anderes empfohlen wurde, oder sie als Vorbehandlung zur direkt anschließenden Leberreinigung als kombinierte »Rundumentgiftung« benutzen.

Sie können Ihr homöopathisches Polychrest, Ihre »Leitmedikation«, beibehalten und das Schüßlersalz zusätzlich nehmen. Diese Mittel sind absolut »kompatibel«.

Wählen Sie sich nun wie besprochen ein Mittel aus diesen dreien zur Immunsystemstärkung und Entgiftung aus:

1. *Kalium sulfuricum:* Aggressivität, Akne, Altersflecken, Blähungen, Bronchitis, chronische Bronchitis, chronische Leberent-

zündung, chronische Nierenentzündung, depressive Verstimmung, Fettleber, Frühjahrsmüdigkeit, Hass, Hautjucken, Hautprobleme, juckende Fußsohlen, Juckreiz, Katarrhe, Mattigkeit, Muskelrheuma, Phlegmatismus, Reizblase, Reizdarm, Stirnhöhlenentzündung, Unbeherrschtheit, Zorn.

2. *Kalium iodatum:* Abgespanntheit, Akne, Appetitlosigkeit, Arbeitsscheu, Depressionen, Gastritis, Gereiztheit, Haarausfall, Hypertonie, häufig krank, häufig wund, Knieschwellungen, Leberschwellung, Magenschleimhautentzündung, Nervosität, Schilddrüsenschwäche, Schnupfen, Schwermut, Schwindel, Schwitzen, Gesichtsschmerzen, Trägheit, Verdauungsbeschwerden, Verdauungsschwäche, Wassereinlagerungen.

3. *Kalium phosphoricum:* Benommenheit, Bluthochdruck, Brechdurchfall, Burn-out, Colitis ulcerosa, Dauerstress, depressive Verstimmung, Diarrhoe, Durchschlafprobleme, Erbrechen, Erkältung, Gedächtnisschwäche, Giftstoffabbau, Harninkontinenz, Hypochondrie, Immunsystemstärkung, Inkontinenz, Kollaps, Kreislaufkollaps, Minderwertigkeitskomplexe, nervöse Herzprobleme, Platzangst, Prostatabeschwerden, Suchtneigung, Wetterfühligkeit.[44]

# 12. Schwerpunkt Galle

Diese Maßnahme können Sie allein oder in Kombination mit der Basistherapie und den Polychresten, auch mit allen anderen Therapien oder Medikationen problemlos durchführen.

Jede Leberreinigung wird von selbst die Gallensäfte zum Positiven hin beeinflussen. Dennoch sollte bei immer wiederkehrenden Gallenproblemen eines dieser nachfolgenden Homöopathika zusätzlich mit in Betracht gezogen und die Basistherapie A über mehrere Jahre hinweg beibehalten werden, da sich ansons-

ten immer wieder neue Gallensteine bilden (siehe auch die Übersicht »Anwendung und Dosierung«). Wählen Sie wieder »Ihr«
Mittel nach den beschriebenen Symptomen:

- *Chionantus virginica:* vor allem bei Gelbsucht von Kindern.
- *Juglans cinerea:* heftige, auf den Hinterkopf beschränkte Kopf-
  schmerzen, Ekzeme.
- *Leptandra:* Schmerzen im rechten Oberbauch zur Wirbelsäule
  ausstrahlend, Übelkeit und Erbrechen, heller Stuhl.
- *Myristica sebifera:* starkes Mittel gegen Entzündungen, vor al-
  lem auch der Leber und der Gallenblase.
- *Rizinus:* Schmerzen im rechten Oberbauch, Koliken, starke
  Schmerzen (Gallensteine, Arzt konsultieren!).
- *Senecio:* eines der besten Heilmittel bei Leberzirrhose im ers-
  ten Stadium.
- *Taraxacum:* Rundummittel bei Leberproblemen, ähnlich dem
  Chelidonium als Tee oder auch als homöopathische Potenz
  zusätzlich einnehmen.
- *Vipera:* Leber stark vergrößert und schmerzhaft (schwere Le-
  berproblematik), Bauchvenen sichtbar.

### Anwendung und Dosierung

Bei den hier genannten Homöopathika eignen sich die Poten-
zen D12 oder C6. Man nimmt sie am besten 3-mal täglich in
folgender Weise ein: ½ Std. vor dem Essen 5 bis 20 Tropfen, 1
bis 2 Tabletten oder 5 bis 10 Globuli (Kinder in der Regel die
untere Grenze der Dosis, Erwachsene die obere).
Bei einer Leberproblematik sind Milchzuckerverreibungen als
Tabletten oder Globuli dem Alkohol auch in solch geringen

Mengen vorzuziehen, da sie in der Regel besser vertragen werden. Es sei denn, es liegt eine Milchzuckerallergie vor, dann muss man natürlich die Tropfen nehmen. Aber auch dann wird der Nutzen den potenziellen Schaden weit übertreffen. Sie können die Tropfen ja in ein Glas Wasser geben, was vielleicht bei Kindern oder Alkoholikern mit Milchzuckerallergie anzuraten wäre.

Im Zweifelsfall sollten Sie sich hierzu aber an eine fachkundige Person wenden.

# Häufig gestellte Fragen

*Wie sollte man sich nach der Leberreinigung fühlen?*
Zuallererst natürlich einmal gut – wesentlich energiereicher und viel wacher als zuvor. Ihre geistige Klarheit wird zunehmen, wodurch viele allgemeine Probleme im gleichen Maß leichter gelöst werden können. Bei einem Miss- oder zu geringen Erfolg ist das Programm nicht getroffen, nicht lange oder nicht konsequent genug durchgeführt worden.

In diesem Fall können Sie es entweder genau wie gewohnt oder etwas ausgedehnter wiederholen. Sobald Sie Erfolg verspüren, brechen Sie die Maßnahmen keinesfalls ab, sondern ziehen Sie das vorgegebene Programm weiter durch.

Wenn Sie die Kur konsequent durchgeführt haben und auch eine deutliche Besserung spüren, sollten Sie nicht gleich wieder in möglicherweise alte Gewohnheiten zurückfallen. Tasten Sie sich erst langsam wieder heran, bis Sie sicher sind, ob Sie sie überhaupt wiederaufnehmen wollen: das erforderliche Gläschen (oder Fläschchen?) Wein zum Essen und danach, dazu ein Schnäpschen, die Zigarette, einmal wöchentlich die Pizza oder irgendeine Fertignahrung. Gerade liebgewonnene tägliche Gewohnheiten sind häufig ein beachtlicher Teil der Problematik, und wenn noch zwei, drei zusätzliche hinzukommen – ist das nicht immer, aber häufig die Ursache aller Probleme.

Manchmal ist auch ein wesentlich deutlicherer Kausalzusammenhang erkennbar, nämlich wenn man es mit irgendetwas übertreibt. Jemand mit eindeutigen Leberproblemen und hohem Alkoholkonsum muss nicht lange forschen, um einzukreisen, was sein Problem verursacht. Aber was ist, wenn ein direkter

Bezug nicht hergestellt werden kann und mehrere, vielleicht auch zig Ursachen für Ihre Probleme verantwortlich gemacht werden können?

Sie wissen, dass Ihr Körper heutzutage unter einem Mehrfrontenkrieg leidet, den er schon längst verloren hätte – gäbe es da nicht Ihre Leber! Daher machen Sie mit einer Leberentgiftung generell nichts verkehrt, entlasten und stärken gleichzeitig alle körperlichen Abläufe, ohne irgendein Risiko einzugehen, und was genauso wichtig ist – in aller Regel ohne Nebenwirkungen. Mit der Durchführung der »Leberreinigung« werden Sie zu Ihrem eigenen Therapeuten, der den Erfolg selbst in der Hand hat. Aber denken Sie daran: Bei unklaren Beschwerden konsultieren Sie lieber früher als zu spät auch hier Ihren Arzt oder Therapeuten.

*Wie sollte, wenn keine spezielle Ernährung angesagt ist, eine leberfreundliche Ernährung sein?*

Die Leber verfettet weniger – übrigens ein zunehmendes Problem in den Industrieländern –, wenn man die Zufuhr von Zucker und tierischen Fetten klar reduziert und mit hochwertigen pflanzlichen Ölen wie Raps, Lein oder Olivenöl kocht. Dann ist schon viel getan. Auch eine Fastenkur im Frühjahr oder Herbst kann durchaus hilfreich sein. Wichtig dabei ist, erst nach Absprache mit Ihrem Therapeuten den Weg Ihrer Wahl zu beschreiten. Bei schwereren Leberproblemen (erkennbar auch an den Blutwerten) ist es meiner Erfahrung nach ratsam, so lange keine Fastenkur durchzuführen, bis die Leberwerte in Ordnung sind, da durch das Fasten vermehrt Gifte aktiviert werden und diese die Leber zuerst einmal vermehrt belasten, was zu zusätzlichen Problemen führen kann. Sicherlich ist dies nicht das, was man will. Am wichtigsten aber ist ein völliger Verzicht auf Alkohol. Nicht unbedingt erforderliche Medikamente, die einen leberschädigenden Einfluss haben können, sollten nach Absprache mit Ihrem Therapeuten reduziert oder ganz abgesetzt werden.

Eine eiweißreiche Ernährung erfordert vom Leberstoffwechsel erheblich mehr Energie als eine eiweißarme Kost. Deshalb sollte die Ernährung überwiegend vegetarisch und vor allem leicht bekömmlich ausgerichtet werden.

Eine Ernährung, die Ihnen die benötigten Vitamine und Mineralien gibt und die gleichzeitig auf Leberfreundlichkeit ausgelegt ist, finden Sie bei der Basistherapie.

*Ist es richtig, dass bei einer geschwächten Leberenergie die Verdauung nicht mehr ausreichend funktioniert?*

Ja, das sieht man am typischen »Lebertyp«: Er hat nach einem ausgedehnten Abendessen oft Magenverstimmungen oder gar einen Kater am nächsten Morgen. Die Stimmungslage kann dann durchaus depressiv oder auch aggressiv sein. Verdauungsprobleme gehen häufig mit Leberproblemen Hand in Hand. Sofern alle Maßnahmen versagen, sollte man sich mit dem Gedanken auseinandersetzen, vor einer Leber-Gallen-Reinigung eine Darmsanierung durchzuführen, vor allem dann, wenn Verdauungsprobleme im Vordergrund stehen.

Zusätzliche Maßnahmen wie eine Darmsanierung entlasten den Leberstoffwechsel. Das hat damit zu tun, dass »Darmgifte« wie Gärungs- und Fäulnisprodukte aus dem Darm geleitet werden, bevor sie die Leber zusätzlich belasten können. Je besser der Darm gesäubert ist, umso weniger »Müll« wird in der Leber entsorgt werden müssen.

*Was halten Sie von synthetischen Nahrungsergänzungsmitteln?*

Sie können dann keinen größeren Schaden anrichten, wenn sie dort eingesetzt würden, wo sie unter Umständen vielleicht sogar mehr nutzen: bei Unter- oder einseitiger Ernährung. Das Paradoxe ist, dass die Chemikalien dort am meisten Zuspruch finden, wo sie eigentlich überhaupt nicht gebraucht würden: in den Industriestaaten mit dem größten und vielfältigsten Nahrungsangebot aller Zeiten. Nun – einer der Gründe ist wohl die Konzentration des Geldes. Es scheint auch so, dass man reichen Menschen viel leichter einreden kann, dass sie an Mangel leiden, als armen.

Das frühere Argument »Wenn's auch nichts nutzt, schaden kann's ja nicht« stimmt allerdings schon lange nicht mehr. In den letzten Jahren hat sich auch hier bewahrheitet: »Nur die Dosis macht das Gift«, und chemische Nahrungsergänzungsmittel ordne ich persönlich unter der Rubrik »Alltagsgifte« ein.

Am Rande die kleine Anekdote von einer Begegnung, die nicht ganz dreißig Jahre zurückliegt: Die Mutter eines an Neurodermitis erkrankten Kindes holte sich bei mir eine Meinung über ein sogenanntes Nahrungsergänzungsmittel ein, das angeblich auf der Basis von getrockneten Bananenschalen bei Hautproblemen wahre Wunder wirken sollte. Ich warf ein Blick auf das in Plastik verpackte Pülverchen, und was mir zuerst auffiel, war der Preis für 100 Gramm: 32,60 D-Mark.

»Stolzer Preis«, rutschte es mir heraus, und ich erhielt die Antwort: »Wenn's hilft …« Meine Augenbraue zuckte, als ich die Frage stellte: »Wenn's hilft, warum sind Sie dann bei mir?« Die Mutter erklärte mir, dass man das Mittel für mindestens ein Jahr nehmen müsse, bevor eine Wirkung zu vermerken sei, und dass Sie erst seit zwei Monaten das Pulver über die Nahrung geben würde und sie das Gefühl hätte, erste Erfolge wären schon zu verzeichnen.

Ich muss dazu sagen, dass enorm viele chronisch-giftstoffabhängige Erscheinungen phasenweise auftreten, sich also die Phasen zwischen Schüben und Erscheinungsfreiheit laufend abwechseln. Die Betroffenen, die bereit sind, nach jedem noch so verstopften

Strohhalm zu greifen, haben generell irgendwann einen Erfolg, spätestens dann, wenn sich die automatisch erfolgende Phase der Erscheinungsfreiheit einstellt. Also werden auch früher oder später getrocknete Bananenschalen – oder was auch immer – in diese positive Phase hineinfallen, man muss es nur lange genug verordnen, dann funktioniert alles, ohne dass es irgendeinen wirklich ursächlichen Zusammenhang gibt.

Damals waren neben den pulverisierten getrockneten Bananenschalen, die eigentlich nur Kohlenstoff und ein paar untergeordnete Mineralien aufwiesen, minimal noch Perborate und Silikate mit im Spiel: Hauptbestandteile von Waschmitteln. »Persil« ist das aus der Abkürzung der beiden Begriffe gebildete Akronym.

Also, bei aller Gutmütigkeit konnte man dem Mittel nichts abgewinnen. Als ich der Mutter damals den Vorschlag machte, sie könne den gleichen Effekt erzielen, indem sie ein Schäufelchen Asche mit etwas Waschpulver vermische, schaute sie mich nur mit großen Augen an, was eine adäquate Reaktion war, aber am Sachverhalt natürlich nichts änderte.

Das Geschäft mit der Angst ist kein gutes, aber ein lukratives, und man stößt auch heutzutage leider überall darauf!


*Welche Rolle spielt die Psyche für die Funktion der Leber?*
Wie bei allen anderen Prozessen in unserem Körper auch kann die Psyche eine untergeordnete oder auch die entscheidende Rolle für die Leberfunktion spielen.

Emotional kann das Organ Leber natürlich stark belastet sein. Besonders Wut, Ärger und Sorgen können massiv »auf die Leber schlagen« und ihre Funktion beeinträchtigen. »Mir ist eine Laus über die Leber gelaufen«, »Der ist ja schon ganz gelb vor Neid« (durch die Galle) oder »Dem läuft die Galle über« sind bekannte Sprüche über psychische Zustände, die in Verbindung mit der

Lebertätigkeit stehen und die Situation mancher Menschen sehr treffend beschreiben. Viele, die ständig mit negativem Stress, Sorgen, Ärger oder Neid zu tun haben, entwickeln je nach Typologie verstärkt eine Leberbelastung oder Gallenprobleme.

So brachte der Volksmund schon treffsicher Zusammenhänge zutage, die heute von der Psychosomatik erforscht und bewiesen werden: die Wechselwirkung von gefühlsmäßigen Prozessen und dem Wohlbefinden unserer Organe.

Menschen, die im Winter regelmäßig ein psychisches, physisches und seelisches Tief durchleben, haben aus Sicht der Ganzheitsmedizin häufig auch eine geschwächte Leberenergie. Das Organ ist durch die einströmenden »Gifte« jeder Art überfordert.

In der chinesischen Medizin etwa steht die Leber für Spannung und Entspannung. Kommt dieses Gleichgewicht durcheinander, zum Beispiel durch permanenten Stress, können Niedergeschlagenheit und Depressionen, aber auch Zorn entstehen. Die Emotionen, die sonst von der Leber in der Balance gehalten werden, schlagen dann in die eine oder andere Richtung aus – manchmal auch in beide …

*Worauf sollten Schwangere im Hinblick auf die Leberkur achten?*
Aufgrund einer vermehrten Entgiftung ist es Schwangeren nicht anzuraten, Entgiftungen in jedweder Form durchzuführen, da das Ungeborene aufgrund nicht voll ausgebildeter Organe mit den herausgelösten Giften aus den Nieren, der Leber oder dem Bindegewebe der werdenden Mutter überlastet werden würde. In diesem Fall ist eine leichte Ernährungsumstellung mit dem Schwerpunkt auf Obst und Gemüse mit wenig Fleisch oder Fisch vorteilhafter für Mutter und Kind. Wichtig während der Schwangerschaft: so wenige Gifte wie möglich zuführen!

*Welche Therapiemöglichkeit gibt es bei Depressionen oder Melancholie?*

Bei einer Behandlung im Sinne der chinesischen Medizin werden zum Beispiel bestimmte Punkte auf dem Lebermeridian, also der Leber-Energiebahn, mit Akupunktur oder Wärme angeregt. Es gilt, den Körper als ganzes System anzuschauen, das untereinander vernetzt ist. Leberstörungen können auch noch zu anderen Krankheiten führen. Migräne und Clusterkopfbeschwerden zum Beispiel werden sehr häufig über die Leber mitbehandelt. Auch die Sehkraft der Augen sowie das Blutkreislaufsystem können bei einer geschwächten Leberenergie stark beeinträchtigt sein.

*Was kann man bei Winterdepressionen für Leber und Psyche tun?*

— Wintermelancholie kann behandelt werden mit Mariendistel, welche die Leber aktiv schützt (»Melancholie« leitet sich übrigens von dem griechischen Begriff *melagcholia* ab, der etwa »Schwarzgalligkeit« bedeutet).

— Leberaktivierende Kuren gibt es in Form von Tees, Tabletten, Tropfen oder Globuli. Ein auch stimmungserhellender Leberwickel mit Heublumen hilft bei akuten Leber-Gallen-Beschwerden.

— Verschiedene Massagen, Akupunktur, Akupressur oder Shiatsu helfen unter anderem über den Lebermeridian gezielt gegen depressive Verstimmungen.

— Zum Frühstück essen Melancholiker im Winter besser Warmes statt Kaltes. Warme Mahlzeiten sind auch förderlicher als kalte.

— Sanddornsaft ist energetisch gesehen besser als Orange. Auch Birnenkompott oder eine Gemüsesuppe sind ratsamer als Erdbeereis oder Salate. Rohkost nach 16.00 Uhr ist generell zu meiden.

- Ingwertee kann kräftigend und stabilisierend für Psyche und Leber wirken.
- Notfalls können Sie Hyperforat-Tropfen nach Vorschrift einnehmen. Es ist das beste pflanzliche Mittel für eine Stabilisierung der Psyche, das ich kenne; und was am wichtigsten ist: Es hat keine Neben- oder Wechselwirkungen und keinen Suchtfaktor!
- Zum Frühstück im Winter sollte sich jeder besser einen warmen Dinkel-, Hafer-, Mais-, Reis- oder Grießbrei statt ein kaltes Wurstbrot gönnen. In der Kälte ist es immer besser, Wärme als Ausgleich zu bevorzugen.
- Auch oder gerade bei psychischen Problemen ist eine gesunde Leber die Voraussetzung für eine gesunde Psyche.

*Welche pflanzlichen Heilmittel sind gut für die Leber und beugen depressiven Verstimmungen vor?*
Eines der besten Lebermittel ist, wie schon von mir empfohlen, die Mariendistel. Die Pflanze vermag die Leberzellen aktiv zu schützen. Optimal wäre es, wenn man etwa bei jeder medikamentös-chemischen Schmerzbehandlung Mariendistel gleichzeitig zum Schutz der Leber einnähme.
Der Stress durch Lichtreize und Informationsüberflutung hat immer auch negative Auswirkungen auf die Leber. Kommen Magensymptome dazu, heilen Artischocke, Schöllkraut und Curcuma bzw. Gelbwurz Leber und Gallenblase (siehe auch Nr. 1 und 2 der »zwölf Begleittherapien« in Teil II dieses Buches).

*Welche Rolle spielt der Faktor Stress bei Leberproblemen?*
Stress schwächt das Immunsystem und überlastet dadurch die Leber. »Keine Zeit …«, hört man allerorten. Die Menschen hetzen durch den Alltag, wollen tausenderlei gleichzeitig erledigen (»Multitasking« heißt hier das unselige Stichwort) und haben

doch das Gefühl, nie fertig zu werden. Leidet unsere Gesellschaft an Überforderung? Und was macht der Druck mit unserer Gesundheit? Leere Zeit, gleichsam Freizeit, die nicht verplant und vorbestimmt ist, kennen viele *Zeit*genossen gar nicht mehr. Wer die Leere nicht erträgt, wer Angst davor hat, zur Ruhe und möglicherweise zu sich zu kommen, sollte sich in einer ruhigen Minute einmal fragen, woher diese Angst denn rührt.

Stress macht auf Dauer krank. Wer ständig am Limit lebt, auf ausreichende Erholungs- und Ruhephasen verzichtet und die Hilferufe des eigenen Körpers ignoriert, nur um noch mehr Aufgaben bewältigen zu können, zahlt irgendwann möglicherweise einen sehr hohen Preis.

In der Naturheilkunde ist es schon lange kein Geheimnis mehr. Auch in der Schulmedizin beginnt man immer mehr vor Dauerstress zu warnen, denn er führt zur vermehrten Produktion des Stresshormons Cortison. Das wiederum bewirkt, dass die Warnzeichen des Körpers – etwa Erschöpfungszustände – weniger stark wahrgenommen werden. Zudem dämpft ein hoher Cortisonspiegel die Aktivität des Immunsystems. In der Konsequenz heißt dies, dass man deutlich empfänglicher für Krankheitserreger ist, mit denen man vor allem in der Winterzeit stets und überall konfrontiert wird.

Immer mehr Menschen neigen dazu, ihren Körper als funktionellen Apparat zu missbrauchen, der all das, was sie für wichtig und unverzichtbar halten, gewährleisten und aushalten muss. Sie glauben, ihn mit Hilfe von Drogen wie zum Beispiel Zigaretten, Aufputschmitteln wie Kaffee oder Alkohol, Medikamenten und Energizern aller Art gefügig machen zu können, um noch mehr aus ihrem 24-Stunden-Tag herauszuholen. All das belastet die Leber sehr. Sie ertragen es oft nicht mehr, wenn es gerade mal still ist, wenn sie nicht jede Viertelstunde angerufen werden, nicht verabredet sind und gerade keinen Termin haben. Sie kommen nach Hause und schalten sofort den Fernseher an, damit irgendjemand zu ihnen spricht. Nebenbei telefonieren sie, »twittern«, schreiben E-Mails oder simsen. Aktion um jeden Preis, auch wenn die Aktion keinerlei Sinn macht, außer die Zeit auszufüllen.

Der Volksmund weiß es. Wenn der Hals erst einmal kratzt und die Glieder schmerzen, ist es höchste Zeit, einen Schongang einzulegen.

Das Immunsystem kann die Krankheitserreger nur dann optimal bekämpfen, wenn es sich selbst regenerieren kann. Jede Form der körperlichen Überforderung ist kontraproduktiv. Der Körper reagiert nicht von ungefähr mit Müdigkeit. Was will er und vor allem unsere Leber damit ausdrücken? »Lass mich in Ruhe. Ich kann nicht mehr!«

Dazu zählen auch sportliche Aktivitäten und vor allem Saunagänge. Während regelmäßige Saunagänge oder anstrengende Aktivitäten beim gesunden Menschen die Immunabwehr stärken können, bewirken sie beim angeschlagenen Patienten das genaue Gegenteil.

Wer möglichst viel auf einmal erledigt, gewinnt nicht etwa Lebenszeit, sondern verliert sie. Gerade die Dinge, die man bewusst tut und wahrnimmt, machen erst das aus, was wir Leben nennen. Denn alles andere, was mal so nebenbei erledigt wird, nehmen wir kaum wahr. Nicht Be-, sondern »*Ent*schleunigung« heißt das Zauberwort. Mono- statt Multitasking – dem Wohlbefinden und der Gesundheit zuliebe!

Man sollte auch einmal darüber nachdenken, ob man unbedingt alle Tätigkeiten, die Zeit kosten und uns vom »wirklichen Leben« abhalten, im ewig gewohnten Rhythmus durchführen muss oder ob der Rasen mal eine Woche länger wachsen darf und die Fenster nicht alle zwei Wochen, sondern vielleicht alle zwei Monate geputzt werden müssen. Ein Großteil von unserem täglichen Stress ist hausgemacht, und was der liebe Nachbar von Ihrer neuen »entspannten Haltung« denkt, kann Ihnen doch nun wirklich wurscht sein, es geht schließlich um *Ihre* Gesundheit.

Ihr Tagesablauf und wie Sie Ihn planen, bestimmt, ob Sie unter Stress geraten werden oder nicht. Kein Organ liebt Stress! Auch nicht die Leber. Der Darm zum Beispiel stellt bei Stress wichtige Tätigkeiten ein und belastet die Leber dadurch noch zusätzlich. Geben Sie Ihren Organen die Möglichkeit, ihre Aufgaben in Ruhe zu bewältigen. Ausreichend Schlaf sorgt dafür. Wer nachts weniger als fünf Stunden schläft, weil er glaubt, so mehr vom Leben zu haben, ruiniert seine Abwehrkräfte und macht sich anfällig für Krankheiten jeder Art. Logischerweise wird man dadurch nicht mehr Zeit gewinnen, sondern verlieren.

Wem es möglich ist, der sollte versuchen, auch mittags eine Stunde zu ruhen. Für den gesamten Organismus ist das wie ein kurzer Arbeitsurlaub, um endlich mal liegengebliebene, anstehende Aufgaben zur vollsten Zufriedenheit zu bewältigen. Vor allem Ihre Leber wird es Ihnen danken.


*Landen alle »Gifte« irgendwann in unserer Leber?*
Ein Großteil. Nicht zuletzt darum sind Leberstörungen ein hochaktuelles Thema. Da gibt es die Schwermetalle in Nahrungsmitteln oder über andere Wege, die wir schon besprachen, welche entweder direkt oder über Zwischenprodukte die Leber belasten. Auch Hormon- und Antibiotikarückstände in der Nahrung setzen der Leber zu. Antibiotika haben den zusätzlichen Effekt, dass sie bereits im Darm massiv zerstörerisch wirken. Also, grob gesagt kommen die meisten von uns fabrizierten Gifte irgendwann wieder zu uns zurück.

Eine Fettleber führt zwar selten zum Leberschaden, doch begünstigt sie eine Leberentzündung (Hepatitis). Dabei vernarbt langfristig das Gewebe, und eine Zirrhose entsteht. In diesem

Stadium steigt auch das Risiko, an Leberkrebs zu erkranken. Bei Zirrhose und Leberkrebs ist das Organ bereits so geschädigt, dass das zerstörte Gewebe nicht wiederhergestellt werden kann. »Als letztes Mittel bleibt dann nur noch die Lebertransplantation«, sagt Achim Kautz, Geschäftsführer der »Deutschen Leberhilfe«.[45] Seinen Angaben zufolge sterben allein in der Bundesrepublik jedes Jahr 50 000 Menschen an den Folgen einer Leberzirrhose und 8000 an primärem Leberkrebs.

Alkohol, Medikamente und Umwelteinflüsse können die Leber belasten. Den Hauptanteil machen aber falsche Ernährung, Übergewicht und mangelnde Bewegung aus. Es ist der ideale Nährboden, an Altersdiabetes zu erkranken und mit Herz-Kreislauf-Problemen zu kämpfen, denn Fettleberpatienten gelten als Risikokandidaten für diese beiden Leiden.

*Wie ist es mit Gewürzen, sie sollen doch die Leber besonders anregen?*
Stimmt! Sie sollten so wenig wie möglich extreme Gewürze verwenden und am besten Küchenkräuter einsetzen.

Selbst wenn sie unbestrahlt und ohne chemische Aufbereitungsstoffe hergestellt wurden, was durch die heutigen Verbrauchsmengen und unterschiedlichsten Herstellungsverfahren eher unwahrscheinlich erscheint, so stellen starke Gewürze (wie zum Beispiel Chili und Pfeffer) deswegen eine Gefahr für die Leber dar, weil durch den scharfen Geschmack eine Überaktivierung von Enzymen und Hormonen stattfindet, die automatisch auch zu einer Überfunktion sämtlicher Verdauungsprozesse führt.

*Wie sollte man sich bei Getränken verhalten?*
Grundsätzlich sollten Sie viel trinken. Und damit sind nicht Kaffee oder Alkohol gemeint, sondern Tee (am besten natürlich Kräuter- oder grüner, Roibusch-, Pu-Erh-, Lapacho-, nur wenig schwarzer Tee), frisch gepresste Obst- und Gemüsesäfte mög-

lichst ohne Zucker und künstliche Süßstoffe, reines Wasser und, nicht zu vergessen, Kombucha.

Durch vermehrtes Trinken werden die Gifte schneller ausgeschwemmt, und die Leber wird über die Nieren entlastet. Achten Sie also in Ihrem eigenem Interesse darauf, was und wie viel (mindestens 2 bis 3 Liter täglich) Sie trinken.

Trinken oder kochen Sie keinesfalls mit Wasser, das in irgendeiner Form mit Metallen wie Kupfer, Blei oder Aluminium in Berührung gekommen ist. Auch verborgene Ursachen wie isolierte Heizspiralen in einem Kaffeeautomaten, wie wir in der Praxis an einem Beispiel mit Kupfer sehen konnten, können entscheidende gesundheitliche Wirkungen haben.

*Worauf sollte man bei Leberproblemen ganz besonders achten?*
Mehrere kleine Mahlzeiten am Tag entlasten die Leber. Hat man Darmprobleme, sollte man eher zwei, drei größere Mahlzeiten am Tag zu sich nehmen. Hat man sowohl Leber- als auch Darmprobleme, ist der Schwerpunkt maßgeblich. In jedem Fall sollte man die Nahrung gut kauen. Das ist eine Regel, die in jeder Hinsicht gilt. Wenn Sie sich nicht genügend Zeit zum Essen nehmen und nicht gut kauen, dann ist alles andere vergebliche Liebesmüh. Durch das gute Kauen werden, wie Sie wissen, die Kohlenhydrate durch Enzyme des Speichels vorverdaut, was eine enorme Entlastung des gesamten Verdauungstraktes, vor allem aber für Ihren Darm und Ihre Leber bedeutet.

Versuchen Sie an jedem Ort, an dem Sie essen, das Beste daraus zu machen, indem Sie der Nahrungsaufnahme Ihre volle Aufmerksamkeit widmen. Natürlich heißt das nicht, dass Sie in der Kantine rote Kerzen, blaue Servietten mit Goldrand und Ihr silbernes Besteck von Großmutter auszupacken beginnen. Allerdings passt meines Wissens auch keine Zeremonie zum Begriff »Fast Food«.

Vielleicht bekommen Sie es ja immer öfter mal hin, Ihre tägliche Nahrungsaufnahme bewusst schweigend zu verbringen und sich mehr dem Kauen zu widmen als all den üblichen Ablenkungen. Dann ist schon einiges gewonnen.

Das Essen sollte ganz bewusst mit natürlichen und frischen Zutaten nährstoffschonend zubereitet werden. Essen Sie, wenn Sie Hunger verspüren, und nehmen Sie sich Zeit, um das Essen in Ruhe zu genießen und dabei gründlich zu kauen. Es wird empfohlen, täglich möglichst frisch gepresste Säfte zu trinken, aber auch hier nicht zu viel. Als Maß dient die für den Saft benötigte Menge an Obst, die man normalerweise verzehren würde. Essen Sie frische Früchte und viel Gemüse. Achten Sie ein bisschen darauf, dass das Hauptgewicht tagsüber mehr als sonst auf pflanzliche Kost gelegt wird, wenn Sie sich nicht ohnehin schon (überwiegend) vegetarisch ernähren. Achten Sie auch auf ein ausgewogenes Säuren-und-Basen-Verhältnis in Ihrer Nahrung (siehe den Abschnitt »B. Basenkost« bei der Basistherapie in Teil II dieses Buches).

# Ausklang und Dank

Nun ist es so weit, liebe Leser, und wir sind am Ende unseres Buches angelangt. Ich möchte mich herzlich bedanken, dass Sie mir bis hierher gefolgt sind. Manche sicherlich leichteren Schritts, wenn sie sich vielleicht schon ein bisschen mit dieser Materie ausgekannt haben, und andere – denen meine besondere Hochachtung gilt –, die etwas mühsamer an diesem Punkt angelangt sind.

Ich hoffe, es hat sich für jeden von Ihnen gelohnt bzw. es wird sich in der Zukunft noch lohnen. Wenn Sie die Empfehlungen beherzigen und konsequent sind, wird das so sein, dessen bin ich mir sicher.

An dieser Stelle gestatten Sie mir, Ihnen eine Quintessenz aus dreißig Jahren therapeutischer Tätigkeit in der Naturheilkunde mit auf den Weg zu geben: Den Weg zur Gesundheit kann Ihnen sicher ein Therapeut oder auch ein Buch wie dieses hier aufzeigen. Doch Sie müssen selbst bereit sein, ihn zu gehen, manchmal auch allein und oft über Steine. Aber denken Sie immer daran: Der Erfolg wird Ihnen recht geben.

Wenn Sie zusätzlichen Rat benötigen, gebe ich Ihnen gern die Möglichkeit, mich unter der E-Mail-Adresse info@fincageschichten.de zu erreichen.

Ohne einige wichtige Personen aber wären Sie und auch ich erst gar nicht bis hierher gekommen; und diesen lieben Menschen erlaube ich mir auch in Ihrem Namen zu danken.

Ganz besonders herzlich meiner Lektorin Katrin Ingrisch und im gleichen Atemzug allen Mitarbeitern des Knaur Verlags in München, die nicht nur für die Verwirklichung dieses Buches da waren, sondern auch bei vielen anderen Pate standen, um Ihnen Informationen für ein gesünderes Leben zur Verfügung zu stellen.

Selbstverständlich gehört an dieser Stelle wieder der letzte Gedanke meinen ehemaligen Patienten, meinen Mitarbeitern und ganz besonders meiner Frau Renate, die mich wie immer mit all ihrer Kraft unterstützt hat. Danke!

# Anmerkungen

## Teil I

1 Wer etwas mehr über seinen Darm erfahren will, den möchte ich auf mein Buch *Gesunder Darm, gesundes Leben* hinweisen (Droemer Knaur, München 2010).

2 www.ratschlag24.com/index.phpradikalkur-leitet-nur-scheingallensteine-ab-_106035/.

3 Rudolf Fritz Weiss: *Lehrbuch der Phytotherapie*, Hippokrates, Stuttgart 2006.

4 Vgl. www.medknowledge.de.

5 Vgl. zu dem hier Wiedergegebenen http://naturheilt.com/blog/medikamente-nebenwirkung-tod/.

6 Siehe http://video.google.com/videoplay?docid=8160748107874261572.

7 Am 27. Juli 2010, http://naturheilt.com/blog/medikamente-nebenwirkung-tod/.video.google.com/videoplay?docid=8160748107874261572.

8 Vgl. »Death by Medicine«, www.webdc.com/pdfs/deathbymedicine.pdf.

9 Im Internet können Sie sich informieren, indem Sie beispielsweise die Suchbegriffe »Schwermetallaustestung« oder »MK-Schwermetalltest« eingeben.

10 Quelle: www.chemievorlesung.uni-kiel.de/1992_umweltbelastung/metal2.htm.

11 Vgl. www.diegesundheitsseite.de/entgiftung/schwermetallentgiftung/metallvergiftung.

12 Nach Dr. med. Max Daunderer, vgl. www.alternative-heilung.de/Schwermetallausleitung.htm.

13 Vgl. zu dem hier Gesagten www.diegesundheitsseite.de/entgiftung/schwermetallentgiftung/metallvergiftung.

14 Vgl. Jochen Kittel: *Symptome und Zeichen der chronischen Kupfervergiftung, Dissertation zum Erwerb des Doktorgrades der Medizin,*

LMU München, http://edoc.ub.uni-muenchen.de/5471/1/Kittel_
Jochen.pdf.

15 Vgl. www.bermibs.de/fileadmin/pdf/www.naturepower.ch/indika-
tionen/indikation113-metallvergiftungen-ein_zunehmendes_pro-
blem_der_modernen_zivilisation.pdf und andere.

16 Vgl. www.chemie-in-lebensmitteln.de.

17 Wie gesagt: Wenn Sie den Suchbegriff eingeben, finden Sie zahlreiche Einträge und Anbieter im Internet. Oder fragen Sie Ihren Arzt
bzw. Heilpraktiker. Therapeuten, die dieses Testverfahren anwenden, finden Sie im Internet unter »Schwermetallaustestung«.

18 Vgl. zum Beispiel auch www.toxcenter.de/artikel/DMPS-Mono-
graphie.pdf.

19 Vgl. www.n-tv.de/wissen/Russische-Maenner-sterben-frueh-article
640471.html.

20 Johannes Regnitz: *Cool ohne Alk. Warum Sie kein Alkoholiker sind
und wie Sie Ihr Trinken stoppen,* GD-Verlag, Berlin 2008.

21 Vgl. http://de.wikipedia.org/wiki/Alkoholkrankheit#Verbreitung_
und_Ausma.C3.9F_der_Krankheit.

22 Vgl. zu diesem Kapitel A-Connect e.V., www.a-connect.de/namalk.
php.

23 Vgl. www.chemie-in-lebensmitteln.de.

24 Vgl. zu diesem Kapitel zum Beispiel www.br-online.de/bayerisches-
fernsehen/gesundheit/gesundheit-ernaehrung-alkohol-ernaeh-
rungsirrtuemer-ID1234787130011.xml.

25 Vgl. www.rp-online.de/gesundheit/ernaehrung/Zweifel-an-choles-
terinsenkenden-Lebensmitteln_aid_993156.html.

26 Vgl. www.br-online.de/bayerisches-fernsehen/gesundheit/gesund-
heit-ernaehrung-fett-transfette-ID1297166206763.xml.

27 Vgl. www.gesund-heilfasten.de/blog/leberschaden-durch-fastfood/.

28 Vgl. zum Beispiel »Feinstäube – eine ernste Gefahr für die Gesundheit«, 24. April 2006, http://blog.baeder-fuehrer.ch/tag/lebenser-
wartung/page/14/.

29 Vgl. www.br-online.de/bayerisches-fernsehen/gesundheit/dioxin-
pestizide-schwermetalle-DID129526016936/gesundheit-ernaeh-
rung-dioxin-essen-ID1295253080236.xml.

30 Vgl. zum Zitat und zum hier Gesagten BR: »Pestizide – schlecht für
Schädlinge und Menschen«, 18. Januar 2011, www.br-online.de/

bayerisches-fernsehen/gesundheit/dioxin-pestizide-schwermetalle-DID129526016936/gesundheit-ernaehrung-pestizide-essen-ID1295260773016.xml.

31 Vgl. ebenda.

32 Bundesamt für Verbraucherschutz und Lebensmittelsicherheit (BVL), www.bvl.bund.de/DE/08_PresseInfothek/01_FuerJournalisten/01_Presse_und_Hintergrundinformationen/01_PI_und_HGI/Rueckstaende/2008/2008_10_13_pi_LM_Monitoring_2007.html?nn=1401276.

33 Vgl. *Naturarzt – Ihr Gesundheitsratgeber,* 7 / 2010. Ausführliche Informationen zum Codex Alimentarius finden Sie ebendort.

34 Vgl. zu dem hier Gesagten auch SWB 02 / 98, www.cbgnetwork.org/Ubersicht/Zeitschrift_SWB/SWB_1998/SWB02_98/Chemie-Nahrung/chemie-nahrung.html.

35 Vgl. zum Zitat und zu dem darüber hinaus Gesagten auch www.br-online.de/bayerisches-fernsehen/gesundheit/gesundheit-ernaehrung-lebensmittel-functional-food-ID1298904416825.xml.

36 Vgl. zu diesem Kapitel www.inform24.de/sekundaer.html, die Angaben stammen wesentlich von dieser Website.

37 Das Wort »Parasit« leitet sich vom griechischen Begriff *parásitos* ab und bedeutet »Tischgenosse«, aber auch »Schmarotzer«.

38 Vgl. www.onmeda.de/lexika/krankheitserreger/uebersicht/parasiten.html.

39 Vgl. zum Zitat und zu dem hier Gesagten www.netdoktor.de/Magazin/Freie-Radikale-Schuetzende-Wi-10458.html.


**Teil II**

40 Polychreste sind die am meisten gebräuchlichen Medikamente in der Homöopathie, sie decken den größten Teil der gesundheitlichen Probleme und Typologien ab. Das Wort »Polychrest« bedeutet »zu vielem Nützliches« (von den griechischen Wörtern *polýs* für »viel« und *chrestós* für brauchbar, nützlich«).

41 Mit freundlicher Genehmigung des Instituts für Prävention und Ernährung, 85737 Ismaning.

42 Vgl. Gilbert Charette: *Homöopathische Arzneimittellehre für die Praxis,* Stuttgart, 7. Aufl. 1997.

43 Vgl. ebenda.

44 Auszug aus Lexikon-der-Schuesslersalze.de.

45 Vgl. www.news.de/gesundheit/855033268/ist-ihre-leber-noch-ge-
sund/1/.

# Register

Joachim Bernd Vollmer

# Gesunder Darm, gesundes Leben

Sind Ballaststoffe tatsächlich so gesund? Sollte man auf Kuhmilch besser verzichten? Welche Lebensmittel fördern die Gesundheit?
Der erfahrene Heilpraktiker Joachim Bernd Vollmer erklärt hier
die Ursachen von Magen-Darm-Beschwerden und zeigt sanfte
Behandlungsmöglichkeiten. Er legt dar, dass viele Krankheits-
bilder wie Hautleiden, chronische Kopfschmerzen oder Allergien
auf ein Ungleichgewicht im Darm zurückzuführen sind, und
räumt auf mit hartnäckigen Ernährungsirrtümern.

*Mit vielen wertvollen Tipps*
*zur Selbsthilfe und Ernährung*

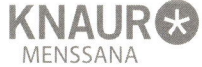

KNAUR
MENSSANA

Joachim Bernd Vollmer

# Neurodermitis
# natürlich heilen

## Mit der bewährten Schwedler-Vollmer-Methode

**Heilung kommt von innen**

Joachim B. Vollmer schenkt Neurodermitis-Patienten neue Hoffnung: Der erfahrene Heilpraktiker hat ein Behandlungskonzept entwickelt – die Schwedler-Vollmer-Methode –, das sich in der Praxis seit vielen Jahrzehnten selbst bei schweren und aussichtslosen Fällen mit außerordentlichem Erfolg bewährt hat. Diese Kombinationstherapie aus der Naturheilkunde ist bestens auch zur Selbstbehandlung geeignet. Schwerpunkte: Ernährungsumstellung, Aktivierung natürlicher körpereigener Heilkräfte und Entgiftung, denn die Erkrankung kommt von innen und kann daher auch nur von innen wirksam behandelt werden.

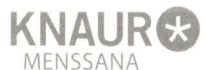

KNAUR
MENSSANA

Wighard Strehlow

# Der Hildegard-Kompass

## Die wichtigsten Heilmittel und Anwendung

**Auf einen Blick erfahren Sie:**
- Wofür hilft es?
- Was ist drin?
- Wie wird es angewendet?

Ein ausführliches Krankheits- bzw. Symptomregister erlaubt das rasche Auffinden des passenden Mittels.

Die über 30-jährige Praxiserfahrung des größten Hildegard-Experten belegt die großartige Wirksamkeit dieser jahrhundertealten Heilkunst.

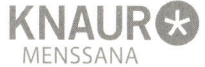

KNAUR ✱
MENSSANA